Índice

PROLOGO

Mente sana la clave para bajar de peso es un libro que ha nacido, como consecuencia de mis años como Nutriólogo , en el que pude aprender de las consultas con mis pacientes que bajar de peso involucran diferentes factores que son decisivos, como la autoestima y sentirse bien contigo mismo.

De la misma manera, pude descubrir como las personas cuando tenían en mente la imposición de una dieta para bajar de peso, es capaz de aislarse socialmente con la finalidad de evitar aquellas comidas con grasas y calorías que perjudiquen el cuerpo e interrumpa la dieta.

Sin embargo, en mente sana la clave para bajar de peso quiero que todas las personar puedan comprender, que se pueda bajar de peso de manera saludable haciendo decisiones acertadas sobre la comida; es decir, decidir comer comida saludable.

Que le aporte al organismo, nutrientes y vitaminas que son esenciales para el buen funcionamiento, no se trata de evitar comer una rebanada de pastel, por el contrario es hacer que las personas sepan que pueden decirle que sí al pastel pero consumir porciones más pequeñas.

Por otra parte, en este libro también se ha planteado la necesidad de trabajar en las emociones, en los sentimientos y en la autoestima para bajar de peso, ya que solo sintiéndote bien contigo mismo y teniendo una mente sana y equilibrada se puede tener las energías, ganas y disposición para bajar de peso de manera saludable y lo más importante, mantener el peso adecuado, sin tener que sufrir una vez más por el sobrepeso y la obesidad.

La finalidad que he tenido como Nutriólogo es, brindarles a las personas que estén interesadas en sentirse y verse bien, todas las herramientas para alcanzar las metas y tener ese peso adecuado que siempre han soñado, un cuerpo con la mente y el cuerpo sano para vivir una vida plena.

Sentirte bien contigo mismo

El poder de la mente puede hacer que suceda todo lo que quieras en tu vida, con tu cuerpo, sentirte bien contigo misma, con quien eres es una parte fundamental al bajar de peso, aunque muchas veces esta subestimado.

La forma en la que te sientes con tu piel y la forma de tu cuerpo promoverá una buena salud mental, seguridad en ti, autoconfianza y a una alta autoestima.

En este sentido la clave para bajar de peso no está en los ejercicios y dietas que te prohíben muchas comidas y te limitan a una pequeña porción de comida; por el contrario, a clave está en sentir amor propio, intentar ser una influencia positiva para ti, y reconocer que tú eres la persona más importante en tu vida.

De esta manera, si quieres bajar de peso de manera saludable, definitiva y sin el indeseado efecto deporte, primero tienes que aprender a sentirte bien contigo mismo.

Lograrlo no es difícil ni tampoco un proceso complicado, y puedes lograrlo a partir de pequeños consejos que te ayudaran a ser feliz con quien eres, con lo que eres y como luces, teniendo en cuenta que, la mente sana es la clave para bajar de peso.

Algunos consejos que te ayudaran a Sentirte Bien Contigo Mismo son:

1. **Eres tu mejor amigo.** Para sentirte bien contigo mismo necesitas tener un cambio de actitud y pensar que tú eres, tu mejor amigo.

En este sentido tienes que apreciarte, amarte y tratarte o mejor posible, tal como lo haría con alguien a quien amas y solo quieres su felicidad.

De esta manera, cuando pienses en ti mismo y en la forma de demostrarte el amor que sientes, haz que tu vida sea la más agradable, intenta que tu vida sea tranquila, estable y bonita.

No solo desde el punto de vista profesional, también tiene que abarcar tu vida personal con tu familia y todas tus relaciones interpersonales con amigos, pareja, e hijos.

2. **Aceptar los errores.** Eres un ser humano y por ende es posible que cometas errores, lo fundamental es que logres aceptarlos y en caso de que tengas que pedir disculpas lo hagas, a quienes te rodean y a ti mismo.

3. **Piensa en lo Positivo.** Enfócate en todos los aspectos positivos de tu vida, incrementa el sentimiento de gratuidad en tu vida; agradece por todo lo que tienes sin pensar, en lo que te hace falta.

Todo lo que necesitas para ser feliz esta en tus manos, en tu trabajo, en tu casa, en tu vida, en tus sueños que etas a punto de cumplir.

4. **Las Relaciones Interpersonales.** Como te relaciones con los demás (familia, amigos y compañeros de trabajo) es un reflejo de quien eres por dentro.

Será tu poder para desarrollarte como persona y es lo que exteriorizas, no se trata de tener 1 millón de amigos, se trata de tener calidad en tus relaciones y dedicarles tiempo.

5. **Celebra.** Busca motivos para celebrar, para festejar tu vida, tus relaciones, no es necesario que esperes una fecha importante.

Celebra por qué estás vivo, por tener salud, porque la vid te ha dado un nuevo día, una nueva oportunidad para seguir siendo feliz.

6. **Haz ejercicios y evita el sedentarismo.** Hacer ejercicios ayuda a que tu cuerpo produzca endorfinas y otras hormonas. Las endorfinas son las encargadas de las sensaciones placenteras en el cerebro.

Por ende, hacer ejercicios no promueve solo el bienestar de tu cuerpo o bajar de peso, también te ayuda a tener más felicidad y evitar el estrés del día a día.

7. Un tiempo para ti mismo. El secreto de una mente sana, es enfocarse y reconocer que en tu vida, la persona más importante eres tú.

Es por esto que, necesitas tiempo de calidad contigo mismo, tiempo para estar solo con tus pensamientos.

No es necesario que gastes una gran cantidad de dinero, tan solo con consentirte una tarde con tu película preferida, una tarde de cine.

O simplemente organizar una cena contigo mismo te permitirá reencontrarte y pensar en tu vida, en todas tus oportunidades y capacidades.

Este tiempo debe ser vital para pensar en todas las cosas que necesitas cambiar en tu vida y hacer que tu vida sea agradable, feliz y llena de todas las cosas buenas que mereces.

Cabe mencionar, que bajar de peso y tener siempre un cuerpo y una mente san depende de ti.

Esta en tus manos tener el cuerpo que siempre has deseado si eres capaz de reflejar todo lo que está en tu interior, teniendo en cuenta que, el cuerpo es solo una coraza.

Y lo que define, quien eres y como te reflejas como persona es tu interior, es ser feliz, es aceptarte como eres para cambiar y transformar tu vida.

¿El poder de la mente realmente me ayuda a bajar de peso?

El secreto de bajar de peso no está en los ejercicios y dietas interminables, así que ya no pierdas el tiempo y comienza a entender cómo funciona el cuerpo y la mente humana para tener el éxito que estas deseando y cambiar a forma de tu cuerpo.

La psicología y la nutrición, son dos ciencias que en la actualidad van de la mano, de allí que en la actualidad se hable de Psicología de la Nutrición.

Que se dedica principalmente estudiar la forma en la que todas las emociones positivas y negativas influyen en el comportamiento de la alimentación, la ansiedad y el estrés.

Y los factores que influyen a la hora de elegir los alimentos que se comprar para comer; asimismo se estudia, los posible tratamientos para la obesidad, el sobrepeso.

De esta manera, tanto la psicología como la nutrición ejercen una influencia en el estilo de vida, el buen descanso, en mantener una vida activa y con actividad física, sin estrés.

Se trata de ver al cuerpo como un todo, bajo unas perspectiva holística que supone una garantía de que tener la Mente sana propiciara un cambio de hábitos alimenticios, la forma en la que las personas se relacionan con los alimentos y en consecuencia se promueva una pérdida de paso sana.

Tener la mente sana para bajar de peso, comienza por determinar cuáles son los factores que están en tu vida y que puede influir negativamente en la manera de cómo te alimentas:

- Tener objetivos poco realistas. La pérdida de peso no pueden ser instantáneas.

Es decir, ninguna dieta puede ayudarte a bajar de peso saludablemente en poco tiempo, por esto es importante que si has decidido bajar de peso.

Tengas metas realistas para la perdida de peso, acompañado de un buen plan de alimentación y ejercicios.

- La imagen corporal. En la actualidad la imagen corporal está íntimamente vinculada a lo que socialmente se considera "estético".

En este sentido tanto hombres como mujeres encuentran en revistas, televisión, vallas publicitarias e incluso internet la imagen de lo que es un cuerpo deseado.

Si quieres tener tu mente sana, olvídate de los patrones pre-concebidos y acepta tu cuerpo tal como eres, ya que todos son hermosos en la forma como son.

- Falta de motivación. Bajar de peso depende de ti, de lo que quieras y tu actitud.

Una falta de motivación de tu parte, hará que la pérdida de peso y sentirte bien contigo mismo sea posible.

Estrés y baja autoestima. El día a día puede conllevar a mucho estrés, una forma de evitarlo es haciendo ejercicios, viajar, dedicarte tiempo a ti, familia y amigos.

- Evita también la baja autoestima, tu cuerpo no es el reflejo de quien eres; es todo lo contrario, quien eres por dentro va reflejar toda tu belleza.

Ten en cuenta que todos estos factores puede influir negativamente en la manera de cómo te relacionas con tu forma de comer y elegir los alimentos en el supermercado.

Se hace importante acotar, que promover una mente sana para la alimentación saludable es mucho más que una simple moda.

Es ver tu cuerpo y tu mente desde un punto de vista holístico, como un todo que te ayudará a alcanzar las metas, tus objetivos y lo más importante a verte como te sientes.

Hacerte que tu cuerpo, pueda reflejar quien eres dependerá de:

1. **Elimina todos los alimentos que te hacen daño.** Se trata de evitar las tentaciones, evitar los alimentos que puedan hacerte daño y hacer que consumas más calorías de las que necesitas.

Por eso es importante sacar de tu mente y de tu vista, los alimentos ricos en grada y azúcares, promueve una vida más saludable incluyendo alimentos sanos, verduras y frutas fresca.

2. **Actividades al aire fresco.** Hacer ejercicios además de promover tu felicidad, te ayudara a quemar las calorías que consumas y la grasa localiza en tu cuerpo.

Caminar, jugar a tu deporte preferido o simplemente salir a caminar todos los días te hará ser feliz y al mismo tiempo saludable y con pérdida de peso.

Un plato más pequeño. A la hora de comer, además de elegir comida más saludable y con poco grasa, es importante que reduzcas las cantidades de comida.

Utiliza un plato más pequeño de lo habitual para servir las comidas, reduciendo de esta manera las porciones a las que el cuerpo esté acostumbrado, evitando acumular calorías que tu cuerpo no necesita.

3. **Evita la ansiedad.** Es recomendable evitar la ansiedad, ya que puede promover malos hábitos alimenticios.

Ten en cuenta que la comida no puede ser considerada como un complemento que te ayude a eliminar los sentimientos de tristeza y ansiedad.

4. **El secreto de comer despacio.** Una vez más el secreto está en la mente, ya que el control del hambre se encuentra precisamente en el cerebro, tienes para comer y sentirte saciado, 20 minutos.

Es un tiempo suficiente en el que puedes consumir una gran cantidad de comida y calorías dependiendo del ritmo con el que cada ser humano ingiere alimentos.

Pero ¿Qué sucedes en el cuerpo cuando comemos? Aunque parezca increíble, el cuerpo está diseñado para no comer de más, ya que esto podría repercutir en la salud.

Ahora bien, en el Sistema Digestivo se pueden encontrar unos receptores que son los encargados de detectar cuando el estomago está lleno.

Estos receptores son capaces de activar una hormona conocida como "colecistocinina" y la leptina que controla el peso corporal y la grasa, además que puede actuar con la dopamina para producir en el cerebro sensación de placer.

Estas dos hormonas, colecistocinina y leptina avisan al cerebro de que hay que dejar de comer por que el estomago ya está lleno.

Entender este proceso es de vital importancia, para conocer que cada una de las comidas debe de hacerse despacio.

Se necesitan exactamente 20 minutos después de comenzar comer para que estas hormonas se activen, y le avisen a cerebro para que te sientas saciado.

12. **La paciencia.** Perder peso de manera saludable debe ser un proceso que se haga de manera lenta y controlada, no puedes pensar en bajar de peso de manera brusca ya que puede repercutir en tu salud.

13. **Eres lo que comes.** Tu cuerpo y salud pueden reflejar lo que comes, por eso es importante para mantener la salud del cuerpo y de la mente elegir alimentos saludable y con poco cantidades de grasas y azúcares.

Los alimentos sanos como frutas y verduras, te ayudarán a consumir menos calorías además de que, te ayudara a tener más energías en el día a día.

Cuando vayas al supermercado, no olvides leer la información nutricional de cada uno de los alimentos que consumes.

14. **La espiritualidad.** El autoestima alto, es sumamente importante si has decidido bajar de beso.

Amarte a ti mismo, aceptarte y encontrar un equilibrio perfecto entre el cuerpo y la mente, es esencial. Bajar de peso debe considerarse una etapa para incrementar la salud en tu cuerpo, y no simplemente la belleza.

Autoestima Alta, la clave del éxito para bajar de peso

La autoestima, con todas aquellas percepciones, pensamientos y emociones que se tienen de sí mismo, cómo nos valoramos; es decir, es la forma en cómo nos percibimos ya sea de manera negativa o positiva.

Cabe mencionar, que la valoración de una persona comienza desde el momento en que nos percibimos como individuos, y abarca desde cómo nos percibimos en el aspecto físico así como también a quienes somos como profesionales.

Cada una de las experiencias, las situaciones, el entorno, influyen en el auto-concepto y el valor que somos capaces de otorgare a nuestra vida.

Tener una alta autoestima es posible si:

- Tienes pensamientos positivos. Evita los "yo no puedo" y cambiaos por "tendré éxito", mirar las cosas positivas de la vida te ayudara a salir del círculo negativo.
- Sin comparaciones. Cada persona es un mundo y no tienes porque comparar tu vida con la de otra persona.

Eres un ser único, especial y perfecto en tu forma de ser y estar, encuentra el camino indicado para ti.

Ten en cuenta que comprar tu vida o tu cuerpo te harán sentir infeliz, e insatisfecho.

- Intenta ser feliz. La clave para aumentar tu autoestima, es hacer que tu vida sea agradable.

Deja de culparte por las situaciones negativas y piensa, en lo que puedes aprender de las malas experiencias.

Acepta las cosas en tu vida, y aprende a valorar todas las experiencias buenas, tus virtudes y conviértelas en nuevas oportunidades para ser feliz.

- La aceptación. Una parte fundamental de la alta autoestima es comprender, que debes de aceptarte tal y como eres, sin remordimientos, sin temores, con tus defectos y virtudes.

Si sientes que tienes algo en tu interior, desahógate contigo mismo y escribe una carta en donde se puedan aceptar los errores y perdonarse.

Avanza y respétate. Haz que todo lo que pienses de ti mismo sean críticas para poder avanzar y seguir adelante con tu vida, todo depende de ti y tus pensamientos.

Tú eres tu mejor amigo, la persona más importante en tu vida deber ser siempre tú; en este sentido, respétate y trátate con cariño siempre.

Consiéntete y busca oportunidades para tener una cita contigo misma, aprende disfrutar de tu compañía.

¿Cómo una alta autoestima influye en el peso?

Como ya se ha señalado, una alta autoestima esté íntimamente relacionada a la forma en cómo te percibes y valoras, desde el aspecto físico, hasta el personal y profesional.

Una persona que tenga una baja autoestima sería incapaz de mejorar la salud, y conlleva a serios problemas de alimentación que pudieran promover el sobrepeso y la obesidad.

Un estudio "Estudio de Cohorte de Nacimientos Británicos en los 70s" publicado en el año 2009 por BMC Medicine, reveló que, los niños con baja autoestima tendían a ser más gordos de adultos.

Dicho enfoque, revela la necesidad de tener la mente sana para bajar de peso, y de tener un tratamiento temprano para evitar el sobrepeso.

En este estudio se han podido revelar datos interesantes sobre el peso, como lo ha planteado David Collier que ha sido uno de los investigadores del estudio antes mencionado.

En el que afirma que "los problemas emocionales son un factor de riesgo de obesidad"

Es por esto que, considerando estos datos revelados bajar de peso es mucho más que comer sano y hacer ejercicios, es trabajar en tener una ata autoestima que permita, incrementar de manera positiva la percepción de sí mismo.

Así que, antes de pensar en bajar de peso ten en cuenta que lo primordial es contra con una buena salud mental, y un equilibrio de quien eres.

Mente sana la clave para bajar de peso, es pensar en tu cuerpo como un todo holístico, que todo lo que tienes por dentro y tu mente es capaz de hacerte lograr cada propósito que tengas en mente, desde el punto de vista físico, incluyendo todas tus mentas personales.

La clave de la transformación que quieres en tu vida para reflejar tu verdadero yo, está en ti, en empoderarte y asumir el gran reto que es tu vida.

Refleja lo que eres por dentro

Tu imagen, quien eres en tu exterior puede definir para quienes te rodean, quién eres. Socialmente podemos ser juzgados por nuestra apariencia física.

Puesto que, descubrir el interior de las personas es mucho más difícil que definir la belleza exterior de un cuerpo o una cara.

Sin embargo, no se puede alcanzar una imagen de belleza física que perdure, sin trabajar en la belleza que esta por dentro y exteriorizarla.

¿Cómo se obtiene la belleza exterior? Lo principal es reconocerse, descubrir el propio ser, valorarse y auto aceptarse.

Es decir, que para poder reflejar lo que se lleva por dentro te debes reconocer como un ser perfecto a tu manera, bello, con defecto y virtudes, que esas particularidades que te definen te hacen ser un ser especial.

Si todo lo que tenemos por dentro es bello, nuestra energía y cuerpo pueden irradiar esa belleza hacia quienes nos rodean.

Para reconocerte a ti mismo, es importante que tus pensamientos sean en positivo, y que te ayuden a asumir retos que te lleven al éxito de todo lo que quieres alcanzar.

Analizar todos los aspectos de tu vida, negativos y positivos y transformarlo en aprendizajes para el futuro, para mejorar las decisiones de día a día.

Teniendo en cuenta que, cuando vives tu vida eres el protagonista de tu propia historia, sentirte bien con quien eres como persona, es la base fundamental cumplir todas tus metas.

Cultivar en tu mente imágenes positivas, te ayudara a tener mucho más optimismo en tu vida, poder disfrutar de una vida plena no admite tristeza o sentimientos de odio, miedo o resentimientos.

Reflejar tu belleza interior también puede ser posible mediante tu personalidad, que sea atrayente y magnética hacia quienes te rodean.

Hablar con un tono de voz adecuado, las expresiones de tu cuerpo y tu cara, la capacidad de saber escuchar, pueden ser el reflejo de quien eres.

En este sentido, bajar de peso y reflejar quien eres por dentro es una cuestión de actitud, es tener la capacidad de asumir el reto más importante en tu vida.

Es ocuparte de hacerte que tu vida mejore en calidad, en tus sentimientos y que ese cambio que quieres lograr en tu mente, se vea reflejado en tu cuerpo.

Para poder reflejar esa belleza exterior, no puedes culparte por cosas de pasado, es mirar hacia el presente y vivir el día con optimismo, con seguridad de que eres capaz de hacer todo lo que te propones.

Liberarte de las preocupaciones, mortificaciones y tristezas que no pueden dejarte avanzar; cada día es una nueva oportunidad para avanzar, para crecer, para triunfar.

La vestimenta como parte de quien eres. Sin duda alguna, lo que llevas puesto forma parte de quien eres, entonces antes de elegir tu ropa no puedes dejarte llevar por los estereotipos o lo que marca la industria de la moda.

Por el contrario, debes de vestir con naturalidad, según tu edad, sexo y el contexto a donde vayas.

Se trata de que tu vestimenta la utilices como un complemento que te ayude a reflejar quien es tu verdadero ser.

Importancia de una alimentación saludable. Al cuidar la imagen que exteriorizamos, es indispensable pensar en la forma de nuestro cuerpo, no se trata de cuidar tu cuerpo por moda, o estar delgado porque es lo que dice la sociedad.

Se trata de cuidar tu cuerpo por salud, la obesidad y el sobrepeso conlleva a importantes problemas de salud que pueden deteriorar tu salud, la calidad de vida y repercutir negativamente en la forma en la que te relacionas con quienes te rodean; familia, amigos, hijos y pareja.

Algunos de los problemas graves de salud que se pueden derivar del sobrepeso y a obesidad son:

- Presión Arterial Alta
- Diabetes
- Problemas de Corazón
- Síndrome Metabólico
- Niveles elevados de Colesterol en la sangre
- Ateroesclerosis
- Trastornos del Sueño
- Apnea del sueño

Entre otros problemas que repercuten significativamente en la calidad y expectativa de vida, cabe mencionar que el sobrepeso puede darse en cualquier persona.

Sin embargo existen diferentes factores de riesgos que se han asociado, tales como la raza, el sexo, la genética y la edad que son factores que no se pueden controlar.

Y otros factores modificables como es el caso de: Los entornos poco saludables (familia, amigos, música, televisión, redes sociales) y los malos hábitos alimenticios.

Las conductas aprendidas en el entorno familiar pueden promover hábitos alimenticios poco saludables; de esta manera se debe evitar el sobre peso y la obesidad desde dos puntos de vista.

1. Mejorar el entorno del individuo
2. Promover hábitos alimenticios saludables.

Que debe ser un proceso lento y que conlleve a la integración de niños, adolescente y toda la familia, teniendo en cuenta que el niño que se alimenta saludablemente hoy, será el adulto saludable del mañana.

Algunas de las acciones que deben considerarse para promover una alimentación saludable es:

— Invitar a los niños y adolescente al supermercado, para que aprenda exactamente que comprar, se trata de hacer que conozcas los alimentos que le hará bien al cuerpo.

— Promover el conocimientos sobre los alimentos, el origen, beneficios, vitaminas y como usarlo para recetas diarias.

— Invitar a los niños a cocinar, dependiendo de la edad pueden ser recetas simples o complicadas, además esto ayudara a crearles independencia y descubrir como transformar un simple alimento en una comida balanceada.

— Los juegos pueden ser una estrategia para conocer las diferentes texturas de los alimentos.

— Asistir a charlar, talleres o conferencias sobre la alimentación en familia.

— Crear buenos hábitos alimenticios no es una tarea fácil pero si es posible, cambiar hábitos como el consumo de comida rápida que es una enorme tentación, ya que se encuentra al alcance de un solo click o una llamada.

Sin embargo, la rapidez no se comprar con todos los beneficios de una alimentación saludable, entre los que se pueden mencionar.

Te puede ayudar a bajar de peso de manera saludable ya que no se estará consumiendo calorías en exceso.

Evita el riesgo de sufrir enfermedades coronarias, hipertensión y diabetes.

Te ayuda a evitar la ansiedad y estrés.

Mejora el autoestima y evita los cambios de humor y alteraciones en los neurotransmisores del cerebro.

Ayuda a derrotar a adicción de la comida chatarra.

Mejora la belleza de la piel, el cabello y las uñas ya que consumen vitaminas que son necesarias para el organismo y que no se pueden encontrar en la comida chatarra.

Mejora la calidad de vida, la apariencia exterior y por ende, el estado general de la persona.

La Comida Chatarra y su repercusión en las emociones

Sin duda alguna, la comida chatarra es una de las preferidas por todos, desde niños hasta adultos sin importar la edad, raza y la religión.

Además de que es fácil de encontrar, barata también tiene sabores placenteros, que aun cuando te hacen sentir bien puede dañar tu estado de ánimo.

Así lo ha demostrado una investigación realizada en el Hospital Víctor Larco Herrare en Perú, por parte de un reconocido Psiquiatra Edgar Miralvas Rojas.

Quien plantea que los alimentos como: las papas fritas, el chocolate que contiene grandes cantidades de grasas y azúcar pueden repercutir en el sobrepeso así como también en las emociones.

A través de su investigación, ha podido demostrar como el consumo de la comida chatarra en exceso, puede ocasionar cambios en la dopamina que se encuentra en diferentes partes del cerebro; alteraciones neuroquímicas que generan cambios en el sistema nervioso; de allí que, se encuentren problemas de irritabilidad ansiedad o depresión.

Según el Miralva, el consumo de comida chatarra puede compararse al consumo de las drogas, ya que las personas a consumen para buscar gratificarse y calmar el estrés creándose un círculo en el que, a mayor consumo, mayor apego.

¿Qué debo comer para bajar de peso?

Tal como ya se ha establecido en los apartados anteriores, la comida chatarra, frituras, azúcares y grasas además de repercutir negativamente en el peso y la salud.

Tienen efectos negativos en la salud mental, promoviendo incluso cambios de humor y la depresión.

Ante esta realidad que es capaz de afectar a miles de personas es necesario tener una educación adecuada que permita comprende que comer para bajar de peso.

No es necesario gastar grandes cantidades de dinero solo se necesita hacer elecciones inteligentes, si quieres bajar de peso de manera saludable conoce estos alimentos que puedes incorporar en tu dieta diaria:

1.- El coliflor y otras verduras crucíferas.

El brócoli, las coles de brúcela y el coliflor son verduras ricas en fibra que favorecen el sistema digestivo aunado a que ayuda a sentirte satisfecho con menos cantidad de comida y por mucho más tiempo.

Asimismo cuenta con poca cantidad de proteínas, y baja densidad energética que la hace ser perfecta para bajar de peso.

Algunos de los beneficios que puedes tener al consumir verduras crucíferas son:

Son una gran fuente de vitamina B, principalmente de acido fólico que ayuda a reforzar el sistema inmunológico evitando enfermedades virales.

- Le aporta al organismo, minerales como: El potasio, calcio y Magnesio.
- Cuenta con muy poca agua y muy poca grasa.
- Es necesario decir que no se puede abusar del consumo de estas verduras ya que pueden interferir en la absorción del yodo.

¿Cómo puedo incluirlo en la dieta?

Si has decidido cambiar tu vida a través de una alimentación saludable, incluir estas verduras no será un trabajo difícil. Puedes tener comidas saludables y al mismo tiempo sabrosas para satisfacer tu paladar y bajar de peso.

Gratinado de Verduras.

Es una de las recetas saludables y muy fácil de prepara, precalienta el horno a 200°c, pasa por agua caliente el brócoli y el coliflor.

Dispón las verduras en una fuente para hornos, agrega crema de leche, sal y pimente, como complemento podrías incluís jamón de pavo, lleva al horno por 30 minutos.

Este es un plato que puedes disfrutar como entrada o acompañamiento de pascados o pollo.

Otra manera de incluir este tipo de verduras, e utilizarlo como acompañamiento de arroz o pastas en forma de salteado, descubrir nuevos sabores y hacerlo de la manera más rica y saludable esta en tus manos.

2.- Legumbres Y Judías

Son perfectos para incorporarlos a tu dieta si quieres adelgazar, ya que cuenta con una gran cantidad de fibra, que producen saciedad.

Algunos beneficios que se pueden tener al consumirlos son:

- Gracias a que cuenta con un alto contenido en fibra, ayuda a la salud del sistema digestivo y evita el estreñimiento.
- Tiene una gran cantidad de proteína, que puede compararse a la carne.
- Son ricas en vitaminas del grupo B, Acido fólico, tiamina, B6 y niacina.
- Aportan minerales como magnesio, calcio, fosforo, hierro y zinc.
- Poseen muy poca cantidad de Grasas.

¿Cómo incorporarla en la dieta diaria?

Incorporar las judías y las legumbres en la dieta diaria es fácil, ya que su diversidad de sabores y colores hace que sea posible la preparación de estas en distintos platos.

Pueden ser incorporadas como forma de ensaladas con aguacate, arroz, tomate y aceite de oliva; como guarnición y acompañamiento de carnes y pescados.

A la vinagreta como parte de un snack saludable y acompañamiento de galletas.

Sopas de verduras y judías, albóndigas de lentejas para acompañar con arroz, pastas o comerlas solas.

Es necesario destacar, que cada una de las legumbres y judías deben de tener una preparación previa, lavar bien y dejar remojar en agua toda una noche para facilitar su cocción.

Se deben consumir cuando estas estén perfectamente cocidas, ya que cuando están crudas contienen aglutinantes que pueden afectar la sangre.

3.- Las Frutas

Aun cuando poseen azúcar, la densidad energética es baja y algunas contienen fibra que es ideal para bajar de peso de manera saludable.

Ten en cuenta que al incorporar frutas en tu dieta diaria, es mejor consumirlas crudas y evitar hacerlo en jugos, mermeladas y postres.

Algunas de las frutas que deberás incluir son:

- **Frambuesas.** Contienen una gran cantidad de zinc y acido fólico, además son bajas en calorías y son ricas en sabor.
- **Naranjas.** Poseen vitamina C que ayuda a fortalecer el sistema inmunológico, es fuente de calcio, fibra y folato. Ayuda a la salud del hígado, del sistema digestivo y el metabolismo.
- **Melón**. Es rico en fibra y agua, ayuda a eliminar las toxinas del cuerpo y la grasa.

El contenido de fibra, ayuda al sistema digestivo por su efecto de laxante suave.

Previene el envejecimiento ya que cuenta con una gran cantidad de vitamina E que actúa como un poderoso antioxidante.

Aporta vitamina A ayudando a prevenir la resequedad de la piel y algunas mucosas.

- **Fresas.** Actúa como antioxidante y ayuda a la salud del cuerpo, por sus propiedades de antiinflamatorio natural.

Es fuente de vitamina B, acido fólico y fibra que disminuye la absorción de grasas y carbohidratos, promoviendo la pérdida de peso.

- **Papaya.** Ayuda a bajar de peso de manera natural ya que actúa como laxante natural, promueve la salud del Sistema digestivos y cuanta con una gran cantidad de agua.

Es rica en sabor, y cuenta con vitamina A que mejora la salud de la piel; vitamina C que aumenta las defensas naturales y previene enfermedades y evita el envejecimiento ya que favorece la formación de colágeno.

Tiene función antioxidante y además de ser conocida por evitar la obesidad, también disminuye los riesgos de padecer hipertensión, enfermedades cardiovasculares y algunos cánceres.

- **Piña.** Cuenta con una gran cantidad de fibra que la hace ser perfecta para la digestión, contiene pocas calorías y el consumirla hace que se tenga un efecto saciante calmando el apetito.

Además contiene vitamina C y cuenta con un sabor dulce y fresco que calma la sed.

Cabe mencionar que las frutas además de aportar al cuerpo un alto contenido en fibra y ayudar a combatir la obesidad, aporta vitaminas y minerales que favorecen a salud, evitan enfermedades mejorando y fortaleciendo el sistema inmunológico.

Las frutas pueden servir de snack saludable y en las épocas del año con más calor, pueden ser consumidas congeladas, y aportaran los mismos nutrientes y beneficios.

4.- Frutos secos.

Es un aperitivo que, aporta al cuerpo fibra, proteínas y grasas que no engordan, algunas de los beneficios que se pueden encontrar en los frutos secos son:

- Las almendras cuenta con un gran contenido de fosforo y magnesio.
- Los pistachos son una fuente de vitamina K.
- Nueces, con contenido de Omega3 que ayuda a mejorar la salud.
- El consumo de los frutos secos, al menos tres veces a la semana ayuda a prevenir la obesidad y el sobrepeso.
- Poseen un efecto saciante.

¿Cómo incorporarlo a la dietas? Los frutos secos pueden ser consumidos como un snack. O bien incluirlos en las comidas y preparaciones de vinagretas, ensaladas acompañadas de queso.

Ten en cuenta que consumirlos en su estado natural, es mucho más beneficiosos, evita los frutos secos procesados.

5.- Verduras de hojas Verdes.

Son ricas en carbono y fibra, estimula el sistema digestivo y aporta al cuerpo energía, vitaminas, minerales y antioxidantes, además de ser fuente de calcio.

Algunas de las verduras verdes que se pueden incluir:

Berros, son bajos en calorías y tiene vitaminas A, K y C, reducen el riesgo de padecer diabetes tipo 2, previene enfermedades oculares.

Poseen contenido de fibra y tiene un efecto saciante para disminuir el apetito.

Espinacas. Posee tilacoides, que hacen que el consumirlas produzca saciedad.

Es nutritivo, tiene fibra, vitamina C, A y E, actuando como antioxidante, y evita el envejecimiento prematuro.

Lechuga. Comer lechugas, aporta tan solo por ración 17 calorías, poseen fibra que ayuda a prevenir el estreñimiento.

Es ideal para incorporarla en ensaladas, para cenas y almuerzos, aunado a esto previene el insomnio cuando se consume en té.

Las endivias. Con un alto valor nutricional, son ricos en fibra y agua y pueden ser usados en ensaladas, para promover la buena digestión.

Achicoria. Es depurativa y diurética, ayuda a la eliminación natural de las toxinas.

El consumo habitual de la Achicoria, hace posible reducir los niveles de colesterol en la sangre y mejor los problemas digestivos.

6.- Huevos Enteros

Son ricos en grasas naturales y proteínas, ayuda a disminuir el consumo el consumo de comidas gracias a su efecto saciante.

Algunos beneficios que se pueden tener son:

- Contiene minerales como el Selenio, Fósforo y zinc.

- Tiene vitaminas del grupo B, biotina, vitamina b12, niacina, vitamina B2, ácido pantoténico, vitamina A y D.

- Le brinda al cuerpo aminoácidos esenciales que promueven la buena salud.

- Mejora la memoria ya que contiene Colina y estimula el sistema inmunológico, contiene calcio que ayuda a la salud de los dientes y huesos.

- Y su alto contenido en Vitamina D, previenen la depresión.

¿Cómo incorporarlo a la dieta?

Se puede hacer de manera fácil y rápida, se pueden comer con ensaladas de lechuga y aguacate, o como guarnición en platos principales de pescados y carnes.

Gratinados con jamón de pavo son una alternativa para invitar a toda la familia a disfrutar de los nutrientes y beneficios de los huevos.

Rellenos de aguacate y aceitunas o simplemente comerlos con sal y limón.

7.- Sopas.

Tiene un efecto saciante, los alimentos con baja densidad energética como las verduras, al ser consumidas con agua tiene un mejor efecto saciante, por lo que consumirlas es beneficioso para bajar de pesa de manera saludable.

Algunas Sopas que son perfectas para bajar de peso:

- Sopa de Huevos y Col.

- Crema de Zanahoria y Calabaza

- Sopa de verduras

- Caldo de almejas

- Sopa de calaba y Coliflor

- Sopa de Brócoli y Requesón

- Sopa de Cebolla
- Crema de Calabacín

Las opciones son infinitas, al elegir verduras para hacer sopas y cremas, es importante usar sal y evitar agregar natas o crema de leche.

8.- Atún

Es rico en proteína y bajo en calorías, que lo hacen propiciar la pérdida de peso saludable.

Los beneficios que se pueden tener son:

Ayuda a prevenir problemas del corazón, y refuerza la circulación gracias a que cuenta con un alto contenido de Omega 3 (DHA y EPA).

- Reduce la presión arterial, y disminuye las posibilidades de sufrir accidentes cardiovasculares, por ser fuente de potasio.
- Cuenta con diez proteínas, que promueven el desarrollo celular y a ganar masa muscular, ayuda a fortalecer el sistema inmune.
- Es capaz de mantener los niveles de HDL saludables.
- Protege la piel contra los efectos dañinos de sol, y por si fuera poco ayuda a la felicidad, por ser fuente de vitamina B6 y B12 que influye en el estado de ánimo.

¿Cómo incluirlo en la dieta diaria? El atún es un alimento que se puede consumir a natural o enlatado, es recomendable adquirirlo siempre envasado en agua o aceite de oliva.

Es muy versátil y se pueden realizar diferentes preparaciones, para comidas competas o Snacks saludables.

En ensaladas frías, con galletas o tostadas para incorporarlas en un menú de aperitivos para fiestas.

O simplemente consumirlos de manera natural, acompañada de pasta integrales o arroz.

9.- Pechuga de Pollo

El pollo cuenta con pocas cantidades de grasas, que favorece la pérdida de peso, los beneficios que tiene la carne de pollo:

- Es de fácil digestión, por ser una carne blanda es más fácil para el cuerpo digerirla, por lo que consumirla no estimula la producción de ácidos en el estomago.

- Aporta al cuerpo triptófano, que no se produce en el cuerpo naturalmente, pero que es esencial para su correcto funcionamiento.

- Comer pollo incrementa los niveles de serotonina en el cerebro, por lo que mejora tanto el estado de ánimo como el sueño.

- Tiene un valor bajo de purina, por lo que consumirlo no aumenta los niveles de ácido úrico en la sangre.

- Es perfecta para incorporarlo en la dieta para bajar de peso de manera saludable, ya que contiene un alto valor de proteína y nutrientes, pero poca grasa.

- Consumir pollo aporta al cuerpo, aminoácidos que son esenciales, que son necesarios para formar tejido muscular.

- Aporta beneficios para la belleza, gracias a que cuenta con diferentes vitaminas B6 que ayuda a que el cuerpo queme calorías.

- Fósforo para mantener los dientes y los huesos sanos, ayuda a mantener la salud del hígado y los riñones; por último, contiene selenio, que permite que el cuerpo produzca antioxidantes.

¿Cómo incorporarlo al consumo diario?

Incorporar este alimento será muy fácil ya que debido su sabor y versatilidad se pueden elaborar diferentes recetas ricas tanto en sabor como saludable.

Puede ser incorporado como plato principal, asado o al horno, acompañado de arroz integral pasta.

Además puedes consumirlo en ensaladas, o como aperitivos en tostadas para un snack saludable.

Pueden ser consumidos en sopas y consomé, al consumir este tipo de carne es importante evitar las frituras y elegir siempre la pechuga que contienen menos contenido de grasa.

10.- Salmon

Es uno de los pescado que aporta grandes beneficios para el cuerpo debido a todas las vitaminas y nutrientes que posee.

Con un alto contenido en Omega 3 es perfecto para las bajar de peso de manera saludable, y promueve la belleza de cuerpo y de la piel.

Algunos beneficios que se pueden tener son:

- Aporta protección a la piel, debido a su contenido en Omega 3 es capaz de borrar la lineas de expresión, evitando el envejecimiento prematuro.
- Reduce la obstrucción de los poros, la inflamación y actúa como antioxidante.
- Cuenta con vitamina D, y selenio que controla y disminuye los niveles de azúcar en la sangre.
- Tiene proteína magra que es fácil de digerir, y absorber por el cuerpo, lo mejor de este tipo de carne es que no contiene compuestos cancerígenos.
- Estimula la pérdida de peso, y evita recuperarlo gracias a su contenido en proteínas que es capaz de hacer sentir satisfecho controlando el apetito.
- Además contienen grasas poli saturadas que estimulan la pérdida de peso de manera saludable.

¿Cómo incluirla en la dieta diaria?

La opciones son diferentes y todas saludables para disfrutar de los beneficios del salmón, asado o en el horno acompañado de arroz, pasta, brócoli o un saltado de verduras.

Es una alternativa a la hora de darle un gusto al paladar y hacer hamburguesas con salmón, brochetas de salmón a la parrilla.

Incluirlo en sopas, al vapor con legumbres, patatas horneadas con tomillo y curry, en ensaladas con salmón y aguacate,

O en tostadas, para acompañar una tarde de relajación.

Múltiples son las recetas saludables que se pueden hacer con este delicioso pescado que aporta nutrientes, vitaminas que son indispensables para el cuerpo y sabor a cada una de las preparaciones.

11.- Pechuga de Pavo

Rico en sabor y proteína pero con bajo contenido de grasas, es perfecto para complementar una alimentación saludable.

Entre los beneficios más importantes que se obtienen al consumirlo son:

- Cuenta con vitamina del grupo B, B1, B3, B6, B12, ácido fólico, y biotina.
- Aporta minerales como el zinc, magnesio, fosforo, hierro y potasio, es ideal su consumo en aquellas personas que tienen anemia.
- Gracias a que tiene ácido fólico, promueve la buena salud y evita enfermedades reforzando el sistema inmunológico.
- Por su bajo contenido en grasa, ayuda a prevenir enfermedades cardiovasculares.
- Promueve la salud de la piel, la hidrata y evita el envejecimiento.

¿Cómo incorporarlo en la dieta diaria?

El consumo de esta carne es fácil, aunque algunas veces se asocia su consumo a celebraciones de navidad.

Pero es todo lo contrario, es tan versátil que se pueden consumir en la dieta diaria; es perfecta para hacer hamburguesa saludables, en sopas, brochetas, al horno, en ensaladas.

Es importante siempre elegir ya que es la parte del pavo que contienen menos cantidades de grasas.

12.- Yogurt Entero

Es una buena manera de evitar las grasas en el abdomen, gracias a que regula en el organismo una hormona conocida como cortisol.

La misma se genera cuando existe estrés, y que propicia la acumulación de grasas en el abdomen.

- Promueve la salud de los huesos, por su alto valor en calcio.
- Tiene bacterias naturales que ayuda a la flora intestinal, es por esto que es recomendable consumirlo habitualmente para bajar de peso de manera natural.
- Imposibilita la formación de bacterias que pueden ser perjudiciales para el organismo.
- Contiene fosforo, magnesio y minerales indispensable para la buena salud del organismo.
- Ayuda a prevenir infecciones.
- Fortalece las defensas del cuerpo.

¿Cómo incorporarlo en la dieta diaria?

En la actualidad, se pueden encontrar en diferentes presentaciones; sin embargo la opción más saludable para bajar de peso, es comprar el yogurt desnatado.

Que puedes consumir con cereales, frutas, frutos secos, o simplemente natural.

13.- Patatas Hervidas

Contiene un gran sabor, son versátiles ya que se pueden preparar muchas recetas con este alimento, y son económicas.

Las patatas son buenas incluirlas ya que asadas o hervidas no contienen grasas.

Otros beneficios que se pueden tener:

- Ayudan a regular el tránsito intestinal y evita en estreñimiento ya que contiene fibra.
- Cuenta con vitamina B para mantener las energías, la salud del sistema nervioso y la piel.
- Tiene vitamina C y potasio.

¿Cómo incorporarlo a la dieta diaria?

Las patatas cocidas o hervidas, cuentan con un contenido calórico inferior al del arroz y las pastas.

Es por esto, que una buena opción para mantener o bajar de peso es usarla como sustituto de estos alimentos.

Aunado a esto, su consumo es fundamental para aquellas personas que desean tener una dieta libre de gluten.

14.- Cacao

Bajar de peso y elegir alimentos saludables puede ser rico y dulce si has elegido consumir cacao.

Los beneficios que se obtienen de este alimento:

- Es rico en fibra, fosforo, magnesio, hierro y cobre.

- Es fuente de antioxidante, por su capacidad de absorción de radicales de oxigeno.
- Contiene componentes orgánicos como, catequinas, polfenoles y flavonoides.
- Ayuda a disminuir la presión arterial, ya que los flavonoides que contiene pueden estimular el endotelio (Cubierta de las arterias)
- Mejora los problemas cardiacos, ya que disminuye los niveles de LDL oxidado y eleva el DHL.

¿Cómo incorporarlo a la dieta diaria?

Consumir cacao, puede ser rico y saludable. Una de las maneras más saludables para incorporaros es hacer bombones con frutos secos y el uso de Stevia.

Cubitos de frutas y cacao que pueden ser para toda la familia, crema para untar sin azúcar, bizcochos y galletas que pueden ser elaborados con harinas de papas y arroz, libres gluten.

Se debe resaltar que aun cuando, el cacao contiene propiedades y beneficios para el cuerpo, no se debe exceder en su consumo.

15.- Vino

Beber vino puede ayudar a perder peso de manera saludable, en la actualidad no se trata de solo un mito, ya que se ha podido demostrar científicamente que el vino es perfecto para reducir el peso de manera saludable.

Investigadores de la Universidad de Purdeu Indina, en el año 2012 han podido demostrar que el vino tinto contiene una sustancia conocida como piceatannol.

Que actúa como un antioxidante y es capaz de bloquear los procesos celulares que, favorecen la formación de células grasas en el organismo.

Además de esto, impide el desarrollo y crecimiento de las células grasas que ya existen en el cuerpo.

Otros beneficios que se han asociado al consumo de vino:

Protege contra enfermedades cardiovasculares, y evita la ateroesclerosis.

Contiene flavonoides y moléculas antioxidantes.

¿Cómo incorporarlo a la dieta diaria?

Consumir vino y aprovecharse de todos los beneficios, es posible con el consumo de tan solo una copa de vino diaria.

Es importante señalar que, bajar de peso de forma saludable no se refiere a hacer dietas, que te hagan estar todo el día con hambre.

Por el contrario, es la elección de alimentos que sean saludables, nutritivos, con alto contenido de fibra, que tengan un efecto saciante que evite los antojos y con poca grasa.

Aunado a esto, es indispensable que se evite consumir, bebidas achocolatas, azucaradas, frituras que pueden afectar la pérdida de peso, además de influir en las emociones, así como se ha explicado con anterioridad.

Comenzar a vivir una vida sana, en donde tu cuerpo pueda exteriorizar quien eres, depende de todas tus decisiones y lo que quieres alcanzar; de allí que, la actitud, los pensamientos positivos, te permitirán tener éxito ya que la mente sana, es la clave para bajar de peso.

Snacks Saludables

Comer entre comidas es un hábito que puede interferir con los resultados para bajar de peso de manera saludable; no obstante, hoy día existen opciones con bajas calorías.

Que permiten comer entre comidas, un Snacks saludable y que al mismo tiempo sea fácil de preparar y sin preocupaciones.

Algunas opciones para ti:

1. **Yogurt con Fruta y Frutos Secos**. Un snack que te aportara mucha energía calcio y que puedes llevar a donde quieras.

Es ideal para comer a media tarde, con la fruta que prefieres a agregar nueces o almendras.

También puedes invitar a tus hijos y toda la familia a disfrutar de este snack tan saludable, que te hará querer hacer muchas combinaciones de sabores.

2. **Palomitas de Maíz.** Si te gusta lo crujiente y los Snacks salados ha encontrado lo que estas buscando.

Además de tener un rico sabor y ser fáciles de preparar, una taza es capaz de aportar tan solo 30 calorías.

Además de esto, contienen fibra que ayuda a regularizar el sistema digestivo, a mantener los niveles de colesterol en la sangre bajo, a prevenir el cáncer y reducir el azúcar en sangre.

Prepararas es muy fácil ya que se necesitara sal, aceite de oliva y media taza de maíz.

Una vez que se hayan reventado todo el maíz, agregar un toque de sal y a disfrutarlas.

3. **Frutos Secos.** Pueden ser consumidos en donde se quieras y llevarlos al trabajo, a la escuela y lo mejor de todo es que puedes comprarlo y sin preparaciones.

4. **Manzanas Deshidratadas.** Son una excelente opción, practica, crujiente, saludable y sabrosa.

Es importante que al prepararlas las manzanas se cortes en chips delgados y para evitar la oxidación, remojar con agua y limón durante 30 minutos.

Pasado este tipo, ocupa una bandeja y hornea durante 30 minutos o hasta que estén tostadas, es importante que no se quemen.

Las manzanas son diuréticas y ayudan a prevenir la tensión arterial alta.

5. **Chips de pepino.** Otra opción saludable, una vez más corta los chip en rodajas finas.

Pásalo por sal y vinagre de manzana, dejarlos reposar y horno hasta que estén tostado, solo necesitaras 5 minutos

Este snack favorece la belleza ya que ayuda a humectar la piel, la tonifica y suaviza.

6. **Frutas congeladas.** Son ideales para los días de verano más calurosos ya que te refresca y al mismo tiempo calma el hambre.

Es un aperitivo para todos, incluyendo a los niños y puedes hacerlo sin mucho esfuerzo.

La variedad de frutas que puedes elegir; uvas, arándanos, fresas, piña y toronja que además de ser ricas en sabor, ayudan a bajar de peso de manera saludable.

7. **Crema de Maní.** Para las tardes de relajación y en familia, la crema de maní es ideal consumirlas en torticas de arroz.

Y tan solo aporta 7 gramos de proteína por porción, manteniendo la saciedad y ayuda a controlar los niveles de colesterol en la sangre.

8. **Hummus.** Las legumbres pueden convertiré en un snack que aporta muchos beneficios.

El hummus, aporta beneficios para la salud ya que disminuye la presión arterial y bajar los niveles de colesterol en la sangre.

Una de las cosas más beneficiosas del Hummus es que se prepara de manera fácil, y puede ser un aperitivo que se puede incluir en fiestas.

Necesitaras una lata de garbanzos, dos dientes de ajo, aceite de oliva, limón, sal y pimienta al gusto, todos los ingredientes deberán ser mezclados en una licuadora hasta obtener una pasta homogénea.

Puedes untar en tostadas de pan integral, acompañar con chip de pepino, palitos de zanahoria o galletas saladas.

Cada uno de estos Snacks con bajas calorías que puedes incorporar en tu dieta diaria puede darte beneficios:

Evita que el cuerpo tenga cambios bruscos de glicemia, debido a que son capaces de aportar sustratos saludables al cuerpo, haciendo que tenga energía.

Permite que se le aporte al cuerpo mas cantidades de fibra, vitaminas, nutrientes y antioxidante, dependiendo del snack que se haya elegido.

Aumenta las posibilidades de alcanzar las necesidades diarias con ayuda de los Snacks.

Permite controlar el apetito y que el cuerpo tenga un ritmo adecuado para procesar las comidas.

Promueve a reducción de las calorías diarias, ya que se disminuye el apetito en las comidas principales.

Los superalimentos para bajar de peso

Se trata de todos aquellos que contienen una gran cantidad de proteínas, vitaminas, antioxidantes y nutrientes que son esenciales para el cuerpo humano y que retrasan el daño celular.

Cabe mencionar que en la actualidad, la sociedad en la que se vive es considerada como la que posee más cantidades de alimentos pero que, gracias a la industrialización y refinamiento de los alimentos, contienen menos nutrientes. De allí que, para mejorar la alimentación y al mismo tiempo promover la pérdida de peso de manera saludable; es esencial incorporarlos.

1. **Café Verde.**

Es una bebida que si es consumida frecuentemente puede aportar todos los beneficios en salud para el cuerpo, gracias a que contiene ácido clorogénico, algunos de ellos son:

Actúa como protector en contra de los radicales libres, los virus, hongos y ayuda a eliminar las toxinas, es por esto que promueven la salud.

Evita los signos del envejecimiento prematuro, elimina lineas de expresión y promueve la salud de la piel, gracias a que contiene teofilina, ácido gamma-aminobutírico y galato de epigalocatequina.

Ayuda a disminuir las posibilidades del cáncer mama y que el cuerpo sea más receptivo a los tratamientos de esta enfermedad como la quimioterapia y radioterapia, por su contenido de ácido clorogénico.

Favorece la belleza de cabello, ya que elimina los elementos tóxicos haciendo que el cabello luzca más fuerte, sano y brillante.

Ayuda al crecimiento del cabello evitando de esta manera tanto en hombre como en mujeres la alopecia adrogenética.

Reduce los efectos de los radicales libres, la presión arterial y el estrés.

Mejoran a función de los neurotransmisores en el cerebro, ayudando a la concentración y prevenir el Alzheimer.

Reduce los niveles de colesterol y azúcar en la sangre, y tienen un efecto desintoxicador.

Evita el deterioro de la piel gracias a que es un potente antioxidante.

Tiene efecto saciante y ayuda a controlar el hambre, esto es esencial para disminuir los antojos.

Acelera el metabolismo y promueve la pérdida de peso, según afirmaciones del dietista Nigel Denby, el contenido de ácido clorogénico que posee el café verde ayuda a que el intestino absorba menos cantidades de azúcares.

De esta manera se acelera la quema de grasa y pérdida de peso; de la misma manera, se recomienda consumir un poco más de dos tazas de esta bebida para aprovechar todos los beneficios.

Se debe señalar que la diferencia entre el café verde y el negro que tradicionalmente se consume, es el proceso de tostado puesto que el primero no se aplica.

De allí que conserve todas sus propiedades y tenga un contenido mayor de acido clorogénico.

2. Sorgo.

Se trata de un cereal rico en proteínas pero con bajo contenido calórico, y que no contienen gluten por lo que es un cereal apto para celiacos.

Entre las propiedades más importante de este superalimento están:

Es un potente antioxidante gracias a que tiene vitamina E, es fuente de vitaminas del grupo B (Riboflavina, tiamina y niacina).

Es fuente de fibra insoluble, calcio, hierro, fósforo, zinc.

Promueve la salud de los huesos y evita enfermedades cardiovasculares, además participa activamente en la producción de glóbulos rojos.

Es capaz de controlar la cantidad de glucosa en la sangre, gracias a que absorbe parte de la azúcar que es ingerida.

Ayuda a mejorar la salud intestinal y prevenir enfermedades estomacales como la diarrea, ulceras estomacales e inflamaciones.

Es el sustituto perfecto de la harina trigo y puede ayudar a preparar diferentes recetas bajas en calorías, grasas pero nutritivas.

Contribuye a la pérdida del peso, ya que ayuda a reducir la grasa localizada en el abdomen, gracias a la fibra dietética que aporta al cuerpo.

3. JackFruit.

Es una fruta tropical, también conocida como jaca, es una fruta que cuenta con muchas propiedades, cuenta con bajos contenidos de azúcar, tienen minerales como calcio, hierro, vitamina A y carotenos.

Cuanta con propiedades anti cancerígenas, antiinflamatorias, antineoplásicas, cicatrizantes, hipoglucemiantes y antibacterianas.

Tiene polifenoles que ayudan a prevenir enfermedades cardiovasculares, ya que ayuda a reducir el colesterol, triglicéridos.

Es de utilidad para controlar la diabetes.

Se ha convertido en una alternativa para los veganos, ya que al cocinarla la textura, es similar al de la carne.

Ayuda a bajar de peso, convirtiéndola grasa mala en grasa buena saludable para el organismo.

Esta propiedad ha sido demostrada a través de un estudio realizado en la Universidad e Washington, en donde se alimentaron a ratones con 0,1% de resveratrol convertían la grasa buena en mala.

Cabe mencionar que la Jaca es rica en esta sustancia, por lo que es recomendable consumir entre dos a tres porciones diarias de esta fruta para bajar de peso.

4. Peras.

Cuentan con un dulce sabor para complacer el paladar, con una textura singular, granulada que la hace distinguirse, algunas de las propiedades de este superalimento son:

Cuenta con un grupo de vitaminas, del grupo B (Riboflavina, folatos, vitamina B6 y piridina).

Que permiten que consumir peras, evite problemas de la vesícula biliar, artritis, colitis y gota.

Cuenta con vitamina C indispensable para evitar las infecciones, vitamina K para la salud de los huesos.

Tiene un alto contenido de fibra, y cuenta con un efecto saciante que la hace ser perfecta para incluir en la dieta diaria.

Fortalece el calcio que se encuentra en el cuerpo, gracias a que contiene una sustancia conocida como Boron, tiene hidroxibenzóicos y ácidos hidroxicinámicos que previene el cáncer: estómago y pulmón.

Aunado a esto, ayuda a perder peso de manera saludable, un estudio de la Universidad de Harvard demostró que al comer peras las personas se sientes mucho mas llenas, reduciendo el apetito y la ingesta de calorías.

5. Aguacate.

Un alimento tan versátil, sabroso y con muchos nutrientes que no puede faltar en el consumo diario, la palta como también se le conoce.

Es una fruta muy particular, fuente de grasas saludables y beneficiosas para el organismo, entre las propiedades más importantes:

Posee potasio que al consumirlo, es capaz de mantener el gradiente eléctrico en las células del cuerpo.

Es importante destacar que el potasio, ayuda a bajar la presión arterial, evitando enfermedades cardiovasculares y renales.

Consumirlo frecuentemente ayuda a reducir el colesterol y los triglicéridos y aumenta el HDL en la sangre.

Promueve la salud de los ojos, gracias a la sustancias que poseen: Zeaxantina y Luteína.

Es fuente de antioxidantes y al mismo tiempo, ayuda a que el cuerpo absorba antioxidantes.

Quienes consumen aguacates, son personas más saludables así lo ha podido demostrar gracias a una encuesta hecho por NHANES en el que se analizaron los datos de mas 17mil participantes.

Aunado a esto, se puedo descubrir en el mismo grupo que las personas que consumían aguacate tenían menos peso, menos grasa en el vientre y un índice de masa corporal más bajo.

De la misma forma, un estudio de la Universidad Estatal de Pensilvania demostró que las personas que consumieron durante 4 semanas 40 gramos de ácido oleico (contenidos en tres cucharadas de aguacate) lograron perder el 1,6% de la grasa abdominal.

6. Kiwi

Con una gran cantidad de nutrientes, es una fruta exótica que ha sido usada por su sabor, color y textura para exquisitos postres y ensaladas.

Los beneficios de esta fruta que se han convertido en un superalimento son:

Aporta al cuerpo vitamina C.

Es capaz de regular los triglicéridos, estreñimiento y azúcar en la sangre por su contenido en fibra soluble.

Con vitamina C y E que lo convierte en un excelente antioxidante, además de carotenos, luteínas, clorofilas y xantofilas.

Contiene Omega3 en la semilla y aporta magnesio ideal para la salud de los huesos, es una de las mejores fuentes vegetales.

Ayuda a bajar de peso, investigadores de Taiwán que hacía un estudio sobre el insomnio, indicaron a las personas que consumieran dos kiwis todas las noches antes de dormir.

Los resultandos sorprendieron ya que además de mejorar los problemas de sueño, se puedo notar que los mismos habían experimentado una pérdida de peso, gracias al contenido de serotonina y antioxidantes que contiene.

7. Avena.

Es un cereal rico en nutrientes, con rico sabor y aporta energías para el cuerpo, lo mejor es puede ser consumida con leche descremada, para hacer galletas saludables o simplemente con sumirla en agua.

Entre los beneficios más importantes de la avena están:

Es rica en Fibra, y le da energía al cuerpo evitando el cansancio. Reduce la ansiedad, evitando comer entre horas.

Contiene hidratos de carbono y polisacáridos de absorción lenta, que permite tener más tiempo de saciedad.

Es rico en proteínas, vitaminas del grupo B y minerales, aporta hierro, vitamina 1, magnesio, hierro, selenio, cobre, zinc, vitamina E, potasio, vitamina B2 y B3.

Es antiinflamatorio y antioxidante.

Tiene Betaglucano, un tipo de fibra soluble que ayuda a bajar los niveles de colesterol en pocas semanas.

Permite el control del colesterol malo, gracias a que contiene fitoesteroles y lecitina.

Estimula la actividad del páncreas, es por eso que es recomendado su consumo en personas diabéticas que no sean dependientes de la insulina.

Es ideal para los deportistas, ya que fortalece la musculatura.

La cantidad de vitamina B1 y calcio que posee refuerza el sistema inmunológico, evitando enfermedades.

Es digestiva, su contenido de fibra ayuda a tener una sensación de saciedad y llenura por mucho más tiempo.

Ayuda a bajar de peso ya que al consumirla se siente menos hambre, así lo ha demostrado un estudio que fue publicado por la revista Journal Of the American College of Nutrition.

En el que se le dio de comer a un grupo de personas avena en copos y otro grupo alimentos basados en la avena.

Los resultados, el primer grupo de personas se sintió más lleno durante el día, consumiendo menos cantidades de comida.

   8. Col Fermentada.

Incluir en las dietas aunque no es habitual, si es beneficioso ya que una vez que esta fermentada, la col se encuentra rica en pro bióticos.

Permite tener controlado el colesterol, y fortalecer el sistema inmunológico.

Ayuda a mantener el equilibrio de las bacterias en el intestino, esta particularidad a hace ser perfecta para las dietas de pérdidas de peso de manera saludable.

Además repercute en el tamaño de la cintura, puesto que los pro bióticos que contienen ayudan a controlar el peso.

9. Semillas de Lino

Es una semilla que posee una fibra muy particular conocida con el nombre de Lignanos, que beneficia la digestión y es antioxidante.

Posee galactoxilano, mucílagos y arabinoxilano que al entrar en contacto con el agua dentro del organismo forman un gel que es beneficio para el intestino.

Promueve la salud del corazón y del sistema nervioso por su contenido en vitamina B1.

Posee tres tipos de ácidos: alfalinolénico, docosapentaenoico y eicosapentaeinoico, que promueven la síntesis del prostaglandinas PG3, manteniendo el buen estado de los vasos sanguíneos.

Reduce el colesterol y la proteína c reactiva en la sangre que está asociada a la inflamación, por esto es recomendable consumirla en personas con enfermedades autoinmunes.

Protege al cuerpo del ataque de los radicales libres, y evita ciertos tipos de cáncer.

Promueve la pérdida de peso de manera saludable, por su contenido en omega3 que favorece al cerebro, ayuda a que en los procesos de adelgazamiento se evite la ansiedad, depresión y mejora el ánimo.

Por último, el contenido de proteínas ayuda a tonificar los músculos cuando se realizan actividades físicas.

10. Quinoa.

Se trata de una verdura que se hace cada vez más popular, es pariente de las espinacas y la col rizada y se ha usado por miles de años gracias que cuenta con una gran variedad de nutrientes.

Algunos de los beneficios que se encuentran son:

Tienen aminoácidos esenciales, como el calcio y el magnesio.

Cuenta con vitamina b12 y hierro, que son esenciales para el organismo, aportándole energía y ayudando a la pérdida de peso.

La deficiencia de vitamina B12 hace que el cuerpo pierda peso lentamente aunado a que evita sintetizar de los nutrientes por lo que esta vitamina es indispensable.

Es rica en proteína y fibra dietética, esto permite que al consumirla se tenga una sensación de saciedad que disminuye el apetito, por lo que ayuda en las pérdidas de peso.

Su consumo, es recomendado para personas diabéticas ya que tiene bajo índice glucémico.

Es bajo en calorías, de allí que sea el sustituto perfecto para el arroz y la pasta.

11. Spirulina.

Es una alga que contienen nutrientes y proteínas, aportan tanto beneficios para la salud que en la actualidad se considera como un superalimento que ha llegado para quedarse.

Tiene un color muy particular debido a dos sustancia que la componen, la clorofila que le aporta un color verde, y la ficocianina, que le da un color azulado a esta alga, que es capaz de ser cultiva tanto en agua dulce como en agua salada, haciendo que esta última posea un contenido mayor de Yodo.

Un importante dato de esta alga y que ha hecho considerarse como un superalimento además de sus nutrientes, ha sido el hecho de que fue usada por la NASA como complemento en las dieta de los astronautas en misiones espaciales.

Entre los beneficios que se den tener:

Propicia la buena salud del cuerpo, debido a los diferentes nutrientes que la componen; es ideal para aumentar la hemoglobina y evitar las anemias debido la clorofila que contiene.

Es ideal usarla en caso de estreñimientos ya que es un estimulador del tránsito intestinal.

Actúa como antiséptico natural.

Ayuda a la salud del sistema nervioso y a mantener la vaina de mielina; asimismo contribuyen en la formación de un neurotransmisor "acetilcolina"

Tiene propiedades antivirales, por lo que es ideal para evitar las enfermedades, es antiinflamatoria, tiene propiedades anti cancerígenas y refuerza eficazmente el sistema inmune.

Ayuda a reducir la presión arterial, los niveles de colesterol, triglicéridos y favorece la salud cardiovascular.

Cuenta con vitaminas del grupo B (B1, B2, B3, B6 y B12); Vitamina D, Vitamina A y vitamina E; ácido fólico, zinc, hierro, ácidos esenciales y por si fuera poco su alto contenido en clorofila también aporta oxígeno.

Es un aporte a la belleza, gracias a que los nutrientes que contienen promueven el crecimiento capilar.

Evita el envejecimiento prematuro y la lineas de expresión por su acción antioxidante y contenido de vitamina E, retinoides, betacarotenos, clorofila y ácidos linoleicos.

Se debe resaltar que la spirulina puede consumirse en forma de capsulas, también en polvo; sin embargo obtener lo mejor de esta alga, siempre puede ser posible si se consume de manera adecuada.

Una de las maneras recomendables es hacer un batido de frutas evitando el azúcar, y consumirlo en ayunas para potencias los efectos.

Frutas como el kiwi, las semillas de chía con polvos de spirulina pueden ser una gran alternativa.

Es necesario tener en cuenta, que habitualmente los superalimentos se encuentra en su estado natural o "crudos", ya que el contenido de nutrientes es mucho más denso que cuando están procesados o cocidos.

Se encuentra lleno de fitonutrientes, fitoquímicos, propiedades antiinflamatorias y antimicrobianas que ayudan a la salud.

Aunado a que promueve la pérdida de peso ya que muchos de estos acelera el metabolismo y al mismo tiempo, facilita la quema de grasas.

Es por esto que, se deben de incluir en la dieta diaria y comenzara a disfrutar del sabor, los nutrientes y todos los beneficios en salud y belleza de cada uno de estos superalimentos.

Suplementos Alimenticios, el complemento que cambiara tu vida

En la actualidad son muchos los suplementos que están de moda para bajar de peso, es por esto que se hace indispensable hablar sobre que son y conocer cada una de las propiedades de estos, para saber que tan beneficiosos, son para la salud.

Ahora bien, se puede decir que los suplementos son todas aquellas sustancias que se consumen con la finalidad de mejorar la salud, la apariencia de piel y en algunos casos, facilitan la pérdida de peso de manera saludable.

La forma habitual, en la que se pueden consumir es a través de capsulas, polvos, alimentos entre otras presentaciones que facilitan el consumo, al comprar suplementos alimenticios es necesario que quien los consuma.

Se debe tener en cuenta que los mismos no son capaces de sustituir, las comidas y/o alimentos, ya que tan solo constituyen un complemento para una alimentación balanceada.

¿Puede realmente un suplemento ayudar a perder peso? Los suplementos como ya se ha mencionado con anterioridad, constituyen un complemento en las dietas pero no son una solución mágica, es una ayuda.

La función de los suplementos en las dietas de pérdida de peso según la Nutrióloga Española Adela Méndez son cuatro las acciones de los suplementos:

Quemar grasas o absorberla de los alimentos que se consumen

- Eliminar toxinas y deshinchar el abdomen
- Reducir las calorías que se consumen porque tienen un efecto saciante
- Ayudar al cuerpo a drenar líquidos

En este sentido, si se desea tener el efecto saciante o de quema grasas de los suplementos, es indispensable que se consuman dos pastillas media hora antes de las tres comidas principales.

Por el contrario si se desea eliminar toxinas es necesario consumir estos suplementos durante el día y siempre acompañado de una alimentación saludable, sin excesos o grasas.

Estos son algunos de los suplementos que te ayudaran a perder peso:

1. Orlistat

Se trata de un fármaco para tratar la obesidad, es posible utilizarlo junto con una dieta que sea individualizada, es necesario tener en cuenta que la clave del éxito para bajar de peso con dieta y suplementos es la personalización, considerar las necesidades particulares de cada uno de los pacientes con sobrepeso u obesidad.

Cabe mencionar que esta pastilla puede ser recetada para personas que tienen niveles de colesterol altos en la sangre, diabetes, enfermedades del corazón, presión arterial alta.

De la misma manera puede ser usado una vez que se haya alcanzado el peso ideal para mantenerlo y no subir de peso.

¿Cómo funciona?

Estas pastillas forman parte de un grupo de medicamentos que se llaman Inhibidores de las lipasas, y actúan evitando que algunas de las grasas que se consumen se queden en los intestinos; cabe mencionar que, las grasas son eliminadas por las heces.

¿Cómo se usa?

Orlistat se puede conseguir en presentación de capsulas que se deben de tomar media hora antes de las comidas principales, si se ha olvidado una dosis se puede tomar, antes de 1 hora después de la comida.

Es necesario que se consideren todas las indicaciones al tomar esta pastilla; en este sentido, no se debe disminuir ni aumentar ninguna de las dosis.

¿Es efectivo?

Se debe tener en cuenta que al ingerir esta pastilla, la misma no es una receta mágica para bajar de peso, tampoco se debe consumir comidas con excesos de grasas.

Para su efectividad, se necesita considerar una dieta balanceada con alimentos saludables e incorporar una rutina de ejercicios para mayor eficacia; por otra parte, es fundamental leer bien las etiquetas de los alimentos y consumir carnes magras.

Evitar el consumo de frituras, azucares y alimentos asados, a la plancha, horneados y reducir el tamaño de la porciones.

Efectos secundarios

El Orlistat tiene también algunos efectos secundarios que se deben de considerar, tales como:

Bloqueo de algunas vitaminas solubles en agua y betacarotenos; es por esto que, es indispensable consumir multivitaminicos: consumo de vitamina D, E K, A y betacarotenos que son esenciales para el buen funcionamiento del organismo.

- En las primeras semanas del tratamiento puede ocasionar cambios en los hábitos de las evacuaciones.
- Heces grasosas, blandas.
- Posible dificultad de controlar las evacuaciones.
- Gases que pueden hacer un manchado aceitoso.
- Dolor de cabeza, estomago.
- Ansiedad
- Irregularidad en los periodos menstruales.
- Cómo saber si puedo consumirla
- Antes de comenzar a tomar Orlistat es vital que consideren que no puede ser consumido por personas que:
- Tengan problemas con la Vesícula Biliar, pancreatitis, cálculos renales. Enfermedades de hígado, riñón o algún trastorno alimenticio.
- Embarazada
- Si no tienen Sobrepeso u obesidad
- Si ha tenido un trasplante de órgano

Además de esto, tiene que informarse con un profesional Nutriólogo que será el indicado para recomendarle Orlistat.

2. Lecitina de Soja

Es una grasa que es indispensable para el cuerpo, ya que se usa no solo para bajar de peso de manera saludable sino que, ayuda a aumentar el metabolismo, regenerar las células y controlar los niveles de colesterol en la sangre.

Es importante reconocer que le lecitina de soja se puede encontrar en los alimentos que se consumen diariamente como los huevos, productos integrales y cereales.

Sin embargo, en los alimentos no se puede consumir las cantidades necesarias para ayudar a bajar de peso; de allí que sea necesario el consumo de estas capsulas, algunos beneficios que se pueden tener:

- Ayuda a eliminar las grasas que se encuentran en el intestino y las paredes del estomago, promoviendo su rápida eliminación.
- Mejora la absorción de algunas vitaminas como es el caso de la vitamina E, y la vitamina A.
- Promueve la regeneración de células, por lo que estas permanecen en perfecto estado.
- Ayuda a disminuir los niveles de colesterol y triglicéridos en la sangre, ayudando a que el cuerpo este más sano.
- Le aporta al cuerpo sensación de saciedad, por lo que el cuerpo se siente más satisfecho, consumiendo menos cantidades de comida.
- Es un aporte en la belleza ya que ayuda a que a piel permanezca más tersa, suave y elástica de allí que evita el envejecimiento prematuro.
- Es perfecto su consumo para personas que, tienen enfermedades degenerativas y previene la artritis.
- Para los deportistas ya que mejora el rendimiento físico.

Consumo de Lecitina de Soja

Consumirla es fácil y puede encontrarse en los supermercados o tiendas naturistas, ya que en la actualidad es un producto conocido por todas sus bondades.

Es muy fácil de consumir ya que se puede encontrar en forma de gránulos que se pueden incorporar en las comidas, y también en cereales, zumos, batidos, para las ensaladas o mezclarlos en las masas para hornear.

Si el consumo de esta sustancia, es para bajar de peso de manera saludable es recomendable que el consumo se haga con batidos de frutas como fresas, arándanos y zumos de naranja en ayudas y tres veces al día, media hora antes de las comida principales.

Ahora bien, la cantidades que se deben de agregar en cada una de las tomas son dos, aunado a esto no se puede sustituir ninguna comida por un batido o zumo con lecitina de soja, cuidar la salud es de vital importancia y mantener una dieta que sea balanceada y baja en grasas.

Efectos secundarios

Además de los beneficios es necesario conocer cuáles son, los posibles efectos secundarios; dolores abdominales fuertes, diarreas, sudoración excesiva nauseas y otros menos frecuentes como el vómito, desmayos y disminución del apetito sexual.

Antes de consumirla siempre es necesario que consulte con un profesional, que será la persona indicada para recomendar el consumo de la Lecitina de Soja.

3. Pastillas de Aloe Vera

El aloe vera es una sustancia que se ha usado durante mucho años debito a sus grandes beneficios , ya que no es solo considerada como una manera de bajar de peso de manera saludable, también es de gran ayuda para el cuerpo, comúnmente conocida como sábila es una plata ornamental originaria de África Oriental.

Beneficios de consumir Aloe Vera

Cuenta con un gran contenido de agua y muchos beneficios entre los que se pueden señalar:

Regenera los tejidos de la piel, por lo que consumirla hace que la piel se note mucho mas radiante, fresca, y rejuvenecida.

- Tiene efecto depurativo y actúa como un potente antiinflamatorio.
- Ayuda a fortalecer el sistema inmunitario, ayudando a prevenir enfermedades.
- Aporta al cuerpo Vitamina A, B1 y B3, metionina que regula el funcionamiento de hígado; Triptófano para controlas los estados de ansiedad y depresión, e Isoluecina que ayuda a controlar los niveles de azúcar en la sangre.
- Ayuda a bajar de peso de manera saludable, gracias a su efecto depurativo que permite eliminar tanto toxinas como grasas del cuerpo.
- Aunado a estos las pastillas de Aloe Vera para adelgazar tiene un efecto antioxidante, efecto laxante, reduce la place dental y mejora el metabolismo.
- Promueve la reducción de la celulitis.
- Refuerza la memoria, aporta energía al cuerpo, previene la formación e cálculos biliares y por si fuera poco, ayuda a regular el peso y mantenerlo equilibrado.

El consumo.

Se puede consumir de manera habitual con las comidas principales del día y acompañarla de una bebida que estimule la pérdida de peso como el té verde.

Efectos secundarios

No tienen efectos secundarios graves pero, el consumo debe evitarse en niños pequeños, personas alérgicas al Aloe Vera.

Antes de consumir las pastillas de Aloe Vera e necesario que consulte a un profesional Nutriólogo que era el profesional indicado para recetar el consumo de estas.

4. Pastillas de Ajo

El ajo es uno de los condimentos más usados en la gastronomía debido a su sabor y que le aporta a os alimentos un sabor insuperable, pero además de esto cuenta con beneficios para el cuerpo, cuenta con grandes beneficios en salud:

- Ayuda a reducir los niveles de triglicéridos, insulina y colesterol en la sangre.
- Es perfecto para consumirlo por personas con diabetes, reumatismo y arteroesclerosis, para enfermedades cardiacas y es eficaz para el tratamiento de toxoplasmosis.
- Actúa como un tratamiento natural para las infecciones intestinales, herpes labial, gota, hemorroides, verrugas, cayos, edemas. Es antioxidante gracias al contenido de alicina que contiene.
- Favorece la digestión y previene enfermedades digestivas.

Es necesario resaltar que las propiedades del ajo pueden encontrarse y aprovecharse en el ajo natural, cocido o en pastillas.

Para Bajar de peso de manera natural

Consumir capsulas de ajo promueve la sensación de saciedad en el organismo, ayudando a que no se coma en exceso.

Además de que mejora el metabolismo, ayudando a que se consumas más calorías.

El consumo

Puede ser consumido, media hora antes de las comidas principales, además de potenciar su efecto con alguna bebida que acelere el metabolismo.

Se debe combinar con una dieta balanceada, baja en grasa, consumo de carnes magras y evitar las grasas y frituras.

Efectos secundarios

El ajo es un producto natural; sin embargo, cuenta con una acción anticoagulante por lo que debe evitar su consumo en personar con problemas de coagulación.

5. Capsulas Té Verde

Es una de las bebidas más populares que se ha comenzado a cosechar en la India y China, y es una de las platas que cuenta con muchos beneficios y propiedades para el cuerpo y se encuentra elaborado con la hoja de Camelia sin fermentar.

De allí que, cuenta con mayores cantidades de nutrientes y beneficios que cualquier otro té, entre los cuales se tienen:

- Cuenta con un elemento activo conocido como polifenoles, que permite que el té verde actúe como un potente antioxidante, ayudando a eliminar del cuerpo, radicales libres.
- Tiene un efecto calmante y relajante gracias al contenido de L-Teanina; asimismo es diurético, mejora la salud cardiovascular y actúa como un astringente.
- Mejora   los   procesos   mentales, Ayuda a eliminar las grasas del cuerpo, es por esto que es un excelente aliado para bajar de peso de manera saludable.
- Ayuda a prevenir ciertos tipos de cáncer.

Beneficios para bajar de peso

El consumo de las capsulas de té verde ayudar a reducir la grasa abdominal, aumenta el gasto energético y la oxidación de las grasas.

Es capaz de controlar los niveles de glucosa en la sangre y a reducir los problemas asociados con la diabetes tipo II.

Reduce los niveles de triglicéridos, colesterol y ácidos grasos libres.

El consumo

En la actualidad existen dos maneras de consumir este importante té y aprovechar todos los beneficios en salud, belleza y para bajar de peso; en forma de té y capsulas.

No obstante, es mejor consumir las capsulas puesto que es una de las maneras más fáciles y sencillas de hacerlo debido a que, para poder aprovechar las bondades de esta plata en forma de te es necesario el consumo de 5 tazas al día o 700mg/día en capsulas.

Efectos Secundarios

Algunos de ellos pueden ser:

Irritación, insomnio, diarrea, mareo, náuseas, vomito pérdida del apetito y dolor de cabeza.

Es necesario que antes de que comience a consumir estas cápsulas, visite a un profesional Nutriólogo que era la persona capacitada para ayudarle a saber, si es recomendable su consumo.

6. Metformida

Es un conocido medicamento, que en la actualidad está siendo usado como medicamento antidiabético, puesto que ayuda a reducir los niveles de azúcar en la sangre; así como también ayuda a reducir las cantidades de glucosa que es el cuerpo capaz de absorber de los alimentos y la que produce el hígado.

7. Metformida para adelgazar

Además de ser una excelente ayuda para los diabéticos, este medicamento está siendo usado para diferentes beneficios en salud como para enfermedades neoplásticas, para mejorar la fertilidad, y para ayudar a bajar de peso.

Es importante tener en cuenta que, este medicamento es recetado habitualmente por parte de un profesional Nutriólogo, a personas que no han visto mejorías en la reducción de peso aun cuando se ha seguido una dieta balanceada y un régimen de ejercicios diarios.

Ahora bien, los efectos para la pérdida de peso que contiene este medicamento, está vinculado a la insulina, que es una hormona que produce el páncreas.

La misma hace un efecto en el cuerpo ya que es el responsable del hambre, enviándole señales al cerebro.

Ahora bien, la Metformida mantiene a raya esta sustancia; sin embargo al igual que otros suplementos el consumo de estas pastilla no representa una solución mágica.

Por el contrario, que sus efecto puedan verse reflejados en una baja de peso, es necesario que se eviten los alimentos ricos en azucares y grasas.

¿Quiénes la pueden consumir?

Se debe señalar que es un medicamento cuya función principal no es la pérdida de peso, por lo que puede ser favorable para algunas personas pero no tiene el mismo efecto para todas aquellas que han decidido consumirlas.

De allí que sea relevante; siempre consultar a un profesional Nutriólogo que será la persona indicada para poder indicarle si debe consumirse, los efectos favorables dependerán de la constitución física así como también de tipo de obesidad.

Ahora bien, el consumo de este medicamento tiene efectos a largo plazo, por lo que sus efectos pueden visualizarse en un lapso de uno a dos años.

Su consumo para mantener el peso

En la actualidad se ha encontrado que el consumo de Metformida, es perfecta para aquellas personas que desean mantener un control adecuado del peso.

Cómo consumirla

Se debe tener en cuenta que se trata de un medicamento por lo que no se puede abusar de su consumo, en este sentido, es vital no exceder las dosis que se hayan recomendado.

Por lo general, se debe consumir una pastilla media hora de cada una de las comidas principales.

Efectos Secundarios

Antes de consumirla es necesario conocer los efectos secundarios:

Dolor abdominal, vómitos, diarrea, pérdidas de energía, enrojecimiento de la piel, ritmo arterial agitado, dolor en el peche, cansancio extremo, acidosis láctica, problemas renales, o hinchazón.

Se debe tener en cuenta que el uso principal de este medicamento no es el adelgazamiento, por lo que antes de comenzar a consumirla debe tener en cuenta la asesoría de un Nutriólogo que es la persona, que puede analizar las características individuales de cada paciente y saber si es un candidato para tomar Metformida para bajar de peso.

8. Pastillas de Cúrcuma

La cúrcuma se ha utilizado por muchos años, se trata de una raíz que le aporta sobares inigualables a las comidas y hoy por hoy es conocida también por sus múltiples beneficios al organismo, entre los cuales se deben mencionar:

Contiene un compuesto activo conocido como curcumina que le aporta diferentes beneficios.

Es antioxidantes, antiinflamatorio, anti-cancerígeno y fortalece el sistema inmunológico.

Acelera el metabolismo, gracias a que cuenta con un efecto termogénico que es capaz promover a queme de grasa y acelera el metabolismo, permitiendo que el cuerpo queme mas grasas aun cuando se está en reposo, por lo que su consumo promueve la pérdida de pesa de manera saludable y en forma natural.

Ayuda a prevenir el síndrome metabólico, es un riesgo que está asociado al sobrepeso y la obesidad, y que son la causa de los cambios metabólicos que se dan en el cuerpo de la acumulación de grasas en el abdomen.

Reduce los niveles de colesterol y triglicéridos en la sangre.

Evita que se acumulen grasas en el cuerpo, la acumulación de grasas sucede en los tejidos adiposos blancos y la formación de nuevo tejido adiposo, hace posible el aumento de peso, consumir cúrcuma evita que las grasas se queden y acumulen en el cuerpo.

Mejora el sistema digestivo, favoreciendo la digestión de las comidas, evita el estreñimiento, los gases y a tener más evacuaciones que promueven a pérdida de peso.

Es ideal para mantener los niveles de azúcar en la sangre controlados.

Mejora la función hepática, contribuye a la limpieza del hígado y a una mayor desintoxicación.

Cómo consumirlo Se debe resaltar que la cúrcuma es una raíz natural que puede ser consumida rayada; sin embargo, la manera más efectiva de consumirla es en capsulas y que aporta una mayor cantidad de beneficios.

Aunado a esto debe de consumirse en cada una de las comidas principales dos pastillas, lo recomendable es que se consuma entre 400mg a 600mg cada día.

Cabe resaltar, que las cápsulas de cúrcuma han sido elaboradas junto a otros componente que facilita la absorción de esta poderosa raíz.

Antes de comenzar a consumirla, es necesario que acuda a un especialista, quien es la persona indicada para recetarla.

Efectos secundarios

En grandes cantidades, estás cápsulas pueden ocasionar diferentes efectos que pueden perjudicar la salud del cuerpo, algunos de ellos son: úlcera gástrica, sangrado intestinal, inflamaciones, sensibilidad, enrojecimiento, alergias.

Cabe mencionar que cada uno de estos complemento, suponen la ingesta de nutrientes, vitaminas, y minerales que ayuda nutrir el cuerpo y mantenerlo sano, aportan beneficios para la belleza y perder peso.

Sin embargo, se deben consumir alimentos que sean saludables como carnes magras, pescados, verduras y frutas evitando la comida chatarra, frituras, refresco entre otros que pueden perjudicar la salud de organismo.

Antes de comenzar a consumir cualquier suplemento es importante que considere su estado de salud y necesidades particulares, al mismo tiempo que pueda consultar con un profesional nutriólogo que será el más indicado para decidir que suplemento necesita en su ingesta de nutrientes diarios.

Antes de bajar de peso, encuentra tu equilibrio perfecto

Cuando se habla de bajar de peso, lo primero que está en la mente es hacer dieta aburridas, ejercicios, el gimnasio, la zumba, olvidando aquella actividades que te hagan encontrar un equilibrio entre el cuerpo y la mente.

En mente sana, la clave para bajar de peso se consideran que bajar de peso es mucho más que hacer ejercicios, se refiere a un cambio del estilo de vida, de mentalidad; es ocupar el tiempo libre en encontrarte contigo mismo, en dormir, descansar, relajarte y hacer todas aquellas actividades que te gustan, como ver una película, consentirte o simplemente comenzar a tener tiempo para ese hobby que siempre has querido tener.

Ya que todo lo que se hace, física y espiritualmente contribuye al bienestar mental y la salud de cuerpo; en este sentido encontrar el equilibrio perfecto entre lo emocional, físico y mental es de suma importancia y conlleva a sentimientos de felicidad y autorrealización.

Bajar de peso es más que solo tener unos kilos menos, es un estado holístico en el que tu mente es tan poderosa que te impulsa a conseguir tus objetivos, a la aceptación de lo que eres por dentro y por fuera con defectos y virtudes.

Una vez que hayas alcanzado esa felicidad, y tener tu autoestima alta, todo lo que hagas para bajar de peso será un éxito, sin obsesionarte por tu cuerpo; es necesario que descubras cuánto peso debes bajar.

Es decir, no es necesario guiarte por los estereotipos, es vital encontrar el peso ideal para tu cuerpo, tu edad, tu estatura y lo más importante es que te haga sentir bien contigo mismo.

Es por esto que se debe calcular cuál es el peso ideal que deberías tener, ten en cuenta que cada cuerpo es diferente es por esto, que este cálculo debe ser personalizado; seguir estereotipos es algo subjetivo, así que olvídate de ellos.

Calculando mí peso ideal

Calcular el peso ideal va mas allá de solo pensar en estar flaco o gordo, se refiere a estar dentro de lo que puede considerarse saludable.

Si has decidido bajar de peso uno de los términos con los que debes de familiarizarte es Índice de Masa Corporal o por sus siglas (IMC).

¿Qué es realmente el IMC? Es un método que fue ideado por el estadístico Adolphe Quetelet por lo que también se le conoce con el nombre de Índice de Quetelet.

Se utiliza para hacer un estimado de la cantidad de grasa que tiene una persona; así como también, si el peso puede estar considerado dentro de lo normal o bien por debajo (delgadez) o por arriba legándose a considerar sobrepeso u Obesidad según sea el caso.

Cabe mencionar que, según datos aportados por Organización Mundial de la salud, en el IMC:

El peso que puede considerarse como saludable es aquel que se encuentre dentro de los siguientes rangos 18.5 – 24.9

Si por el contrario, el peso es inferior a 18.5kg se tiene un peso demasiado bajo.

Si el peso supera los 24.9kg se tiene un sobrepeso.

Ahora bien, calcular el Índice de Masa Corporal es sencillo y no conlleva a mucho esfuerzo, ya que se trata de dividir el peso que debe estar expresado en Kg; entre la altura que debe estar expresado en m².

Antes de calcular el IMC, es necesario considerar que solo debe ser usado por personas entre 20 y 65 años; y no debe considerarse para calcular en niños, mujeres embarazadas o deportistas.

La distribución de grasa en el cuerpo

Tal como se ha mencionado con anterioridad, cada cuerpo es diferente y tiene particularidades que se deben de analizar; puesto que el hombre y la mujer tienen diferente morfología.

En este sentido el índice de grasa que debe tener un hombre ronda entre un 12% a 16%; y para una mujer debe ser entre 20% y 25%.

Tener un peso adecuado y bajar de peso, no es pensar solo en belleza; por el contrario es tener una mejor calidad de vida y bienestar corporal. Por esto es fundamental vigilar la grasa que se acumula en el área del abdomen, ya que es perjudicial para el corazón; en mujeres esta área debería de estar por debajo de 108cm y en hombre por debajo de 102cm.

Pesarte sin obsesionarte

Antes de comenzar a hacer una dieta es bueno saber cuánto pesas y calcular tu peso saludable considerando que no debe de convertirse en una obsesión.

Algunas recomendaciones para hacerlo en tu casa:

No lo hagas todos los días, o más recomendable es que puedas hacerlo una vez a la semana para que vigilar tu progreso.

Intenta hacerlo con ropa ligera y en las mismas condiciones cada vez, o bien sin nada de ropa ni zapatos.

Es importante pesarte una vez te hayas levantado y después de ir al baño.

Antes de comenzar a bajar de peso, ten en cuenta que las dietas que prometen perdidas de peso en poco tiempo, tienden a ser poco saludables.

El cuerpo debe de adaptarse poco a poco a la pérdida de peso; por el contrario al terminar la dieta, es posible que recuperes el peso perdido incluso más.

Aunado a que puede repercutir considerablemente en tu salud teniendo en cuenta que, los problemas principales son las posibilidades de sufrir lesiones, la deshidratación y trastornos de alimentación como a anorexia.

De allí que, encontrar el equilibrio perfecto entre tu cuerpo, tu mente y tus emociones, es fundamental para que la pérdida de peso sea sana y no repercuta negativamente en la salud del cuerpo.

Las calorías ¿Cuánto debo consumir?

Subir o bajar de peso, dependerá en gran medida de las calorías que se consumen, un cuerpo independientemente de la edad o el sexo que consuma más calorías de las necesarias y que el cuerpo no pueda quemar, hará que esa grasa se quede acumulada en el cuerpo.

Repercutiendo en la salud y bienestar físico, de allí que sea importante saber cuántas calorías diarias se necesitan, para mantener un peso ideal.

Considera que no se trata de ser extremista y tener una dieta estricta lo mejor para tu cuerpo es encontrar el equilibrio perfecto, según el sexo, la edad y la salud.

Es decir, no existe en la actualidad una tabla o guía que definan concretamente cuántas calorías se deben de consumir, ya que cada persona es un mundo, un cuerpo diferentes con necesidades que permiten decir, que la cantidad de calorías que se deben de consumir deben de estar personalizadas.

Se hace necesario acotar que un médico nutriólogo, es el profesional capacitado que puede ayudar a definir objetivamente, en casos particulares cuántas calorías se deben de consumir en el día.

Para calcular estas calorías es necesario hacer una distinción entre:

El metabolismo basal, que son los requerimientos totales del cuerpo.

Y las necesidades energéticas totales.

Si se quiere calcular la cantidad de calorías teniendo en cuenta las particularidades, es importante seguir una fórmula conocida por el nombre de: calorimetría indirecta.

Fórmula de Harris-Benedict

Se trata de una fórmula que se ha diseñado con la finalidad de calcular el metabolismo basal de una persona teniendo en cuenta variables que son particulares como la edad, estatura y peso corporal, además de que se considera la actividad física que se realiza a diario.

Cabe mencionar que estas ecuaciones deben de ser tomadas en cuenta por personas con una edad comprendida de 21 y 70 años; con un peso entre 25kg – 124.9 kg; y estatura entre 1,51m² - 200m².

Para Mujeres:

TMB= 66.4730 + (13.7516 x peso Kg) + (5.0033 x altura cm) – (6.7550 x edad en años) x Factor Actividad

Para Hombres:

TMB= 655.0955 + (9.5634 x peso kg) + (1.8449 x altura cm) – (4.6756 x edad en años) x Factor Actividad.

El factor actividad se logra expresar en números, considerando una vez, particularidades distintivas que consideran el ritmo de vida y la actividad física que se realiza a diario.

Sedentarias, la actividad física comprende 15 minutos de caminata o tareas domesticas= 1,2

- Poca Actividad, ejercicios 1 a 3 veces por semana= 1,375
- Actividad Moderada, ejercicios 3 a 5 veces por semana= 1,55
- Actividad Intensa, ejercicios 6 a 7 veces por semana= 1,725
- Atletas Profesionales, entrenamientos durante 4 o más horas diariamente= 1,9

Es necesario resaltar, que calcular la cantidad de calorías que se debe de consumir a diario debe ser objetivo, y reconocer tu peso y la actividad física que realizas, la honestidad y aceptar tu vida como es, es parte fundamental de bajar de peso de manera saludable.

Las dietas han pasado de moda

Cada año con el mismo propósito "la pérdida de peso" y tan solo con el paso de unas semanas o incluso unos días las dietas terminan como siempre, con la intensión.

Pero ¿realmente es bueno hacer dietas o ya han pasado de moda? Seguir un régimen de alimentación, con comida saludable puede resultar beneficio para el cuerpo y la pérdida de peso; no obstante, se debe tener un equilibrio entre la cantidad de peso que se quiere bajar y la calidad de lo que se come.

Hacer dieta puede ocasionar:

Frustración y sentimiento de culpa. Al hacer dietas, se crea la falsa expectativa de que se debe bajar de peso en tan solo unos pocos días.

Al no obtener los resultados deseados pueden conllevar a sentimientos de culpa y frustración, es por esto que es importante establecer metas que sean realistas sin pensar que existen formulas mágicas.

Prohibirte alimentos. Tener una dieta estricta puede hacerte sentir que estás viviendo una tortura.

Salir con tus amigos, ir a fiestas puede convertir en un verdadero desafío a la hora de elegir que comer, si quieres bajar de peso.

No pases un mal momento, por el contrario antes de pensar en hacer una dieta conoce los alimentos saludables, que puedes comer y que serán un verdadero placer para tu paladar.

Obsesión con la apariencia física. Querer bajar de peso de manera saludable es no obsesionarse con la apariencia física; es aceptarse tal y como eres.

Es mirar hacia el espejo y reconocer todas las virtudes en tu interior, una vez que estás listo para mirarte más allá de tu apariencia, sin obsesionarte, estarás preparado para bajar de peso y ser esa persona que quieres ser.

Todas estas son razones que te permiten decir que las dietas no son buenas, y ya no están de moda; en su mayoría son estrictas y las posibilidades de consumir los alimentos es limitada.

Las porciones son pequeñas, con poco valor nutricional y poco sabor; además cuando se obtiene el peso adecuado, se regresa a los mismos hábitos de alimentación del pasado.

Causando el indeseable efecto rebote, en el que logras ganar incluso más peso del que tenías al iniciar las dietas,

En este sentido, a la hora de perder peso lo mejor que se puede hacer es incluir comidas con alto valor biológico, saciante, con nutrientes y proteínas que sean beneficiosos tanta para la salud como para a belleza.

Asimismo, es necesario evitar los alimentos procesados; por el contrario intenta consumir aquellos en su estado natural, frutas y verduras crudas.

Las dietas ya no están de moda, ya que no hacen falta para bajar de peso, tan solo necesitaras mejorar tu alimentación y consumir alimentos como.

Carnes magras, cereales, frutas, verduras, carnes magra con pocas grasas, pavo, pollo, atún, salmón.

Aunado a encontrar el equilibrio perfecto de peso que tu cuerpo necesita, dependiendo de tu edad, estatura y lo que quieres encontrar.

Promover la salud del cuerpo, y la belleza por medio de la pérdida de peso debe ser combinada con una rutina de ejercicios, e incluir dos litros de agua al día.

Sentirte bien contigo mismo y bajar de peso depende de tu actitud

En apartados anteriores, ya se ha establecido la importancia de la salud mental a la hora de decidir bajar de peso, tener pensamientos positivos, y al mismo tiempo trabajar en tener una autoestima alta.

Que te permita sentirte bien contigo misma, con tu cuerpo, a aceptarte como eres físicamente, además de seguir adelante con tus objetivos y metas; que es bajar de paso de manera saludable.

Sentirte bien contigo misma, es un todo holístico que además de incluir el estado mental de las personas, también involucra todas las acciones que se deben hacer para verse y sentirse bien.

En este sentido, si quieres sentirte bien contigo mismo comienza a poner en práctica estos pequeños consejos que te ayudaran a exteriorizar quien eres.

Cambio de Look. Verte bien y sentirte bien depende de cómo luces, es importante que cambies la forma en cómo luces y la imagen que proyectas hacia los demás.

Sal a comprar ropa nueva, que se adapte a tu cuerpo y que te permite resaltar todos tus atributos, diversifica tu guardarropa y comprar prendas tanto básicas, como de colores que resalten el color de tu piel.

Cabe mencionar que, un cambio de look debe ser de vital importancia tanto para hombre como mujeres, ten en cuenta en tu cambio de look:

Para cambiar de look, no es necesario que gastes grandes cantidades de dinero en ropa, el cambio de accesorios puede ayudarte a verte y sentirte mejor.

Un nuevo reloj que complemente tu estilo, zapatos nuevos y a la moda, zarcillos, pulseras y collares, cambia tus lentes, harán que te veas renovado.

Comienza por tener un nuevo hobby, haz aquello que siempre has querido y aun no lo has hecho, te hará sentir más completo, más feliz, quienes estén alrededor podrán notar esa diferencia.

Una recomendación que no puedes dejar a un lado, es el cuidado de tu piel para resaltar tu belleza.

Trabaja en mantenerla hidrata para que luzca mucho más fresca, joven y radiantes, comienza a usar cremas hidratantes comerciales a base de colágeno y vitamina E.

Puedes también optar por alternativas más naturales, y usar la penca de sábila que contienen grandes cantidades de vitamina E y aporta beneficios hidratantes a la piel; además sirve para prevenir las arrugas y haré que tu piel este mas tersa e hidrata.

Un parte importante del cuidado de la piel, es exfoliarla para eliminar la piel las células muertas. Una vez más puedes adquirir cremas comerciales o hacer tu propio exfoliante.

Una crema hidratante de uso habitual con azúcar, puede ser perfecta para exfoliar tu cara y cada parte de tu cuerpo, sentirás una suavidad que te harán sentir renovado.

Visita la peluquería. En el cambio de look, la visita a la peluquería o barbero debe ser imprescindible.

Para los hombres, las opciones son variadas; intenta cambia la forma en la que te peinas, el largo de tu cabello e incluso decide junto al barbero las posibilidades de dejar tu barba o bigote que formen parte de look.

Hoy día los hombres con barba están de moda, así que sería una opción a la hora de transformar y exteriorizar tú nuevo yo.

Para las mujeres, la visita a la peluquería puede transformarlo y significar cambios radicales:

Cambia de Peinado, los cambios pueden ocurrir poco a poco, si aun no te atreves a cortarlo o pintarlo, una buena opción es cambiar de peinado, si tienes el pelo achinado alísalo.

Y si lo tiene liso, enchínalo en las puntas, será un look glamuroso que te hará querer mostrarlo a todos.

Luces en tu cabello, son una opción para que no maltrates tu cabello pero que al mismo tiempo le pueden dar luminosidad a tu rostro; hoy día está de moda e californiano rubio o el color que resalte tu belleza.

Pintar tu cabello, si eres arriesgada pintar tu cabello hará que te sientas totalmente diferente, atrévete con un color nuevo y que resalta tus ojos y piel.

Las extensiones, si estas cansada de tener el pelo corto, ya no te preocupes las extensiones pueden ser la alternativa que estas buscando para tener ese pelo XL que siempre has deseado.

Si eres de las mujeres que llevas el pelo súper largo, córtalo hasta tus hombros y sorpréndete a ti misma con tu nueva imagen.

La importancia del maquillaje

El maquillaje complementa el look de una mujer, aunque pueden ser cambios simples, se notará al instante y sin duda te hará ver glamorosa, rejuvenecida.

Si usas labiales mates, intenta arriesgarte por algunos más brillosos, comienza a usar delineador de ojos, o cambia por un líquido.

Usa texturas diferentes, en la actualidad el mundo del maquillaje lo está transformando todo, estudia tus opciones.

Mi cuerpo y la moda ¿Cómo encuentro el equilibrio perfecto?

Seguir las nuevas tendencias y moda a la hora de vestir no es beneficioso para todos los cuerpos, y puede hacerte sentir frustrado.

Ten en cuenta que todos los cuerpos no son iguales, pero ya sea que seas delgado o con uno kilos de más, usar la forma de tu cuerpo te hará escoger las prendas adecuadas.

Tener estilo, verse y sentirte bien no tiene tallas, algunas recomendaciones que debes considerar son:

Asume tu talla, usar ropa más pequeña de la que necesitas te hará ver y sentir con más kilos de los que realmente tienes.

Usa fajas spanx que pueden hacer que tu ropa quede mejor, además de controlar la panza.

Analiza la forma de tu cuerpo, antes de comprar y elige prendas que resalten o disimulen esas partes que quieres ocultar.

Si tienes senos grandes puedes blusas que te hagan ver a clavícula para disimularlos, hacen lucir delgadas, pero recuerda no abusar de los escotes.

Los vestidos cortos, pueden ser perfectos para disimular las piernas flacas y pocas caderas y los pantalones rectos serán ideales para aquellas mujeres que tienen mucha pompa.

Se hace necesario señalar que no solo las mujeres deben de analizar la forma del cuerpo para elegir la ropa, esto también tiene que hacerlo los hombres.

Si eres delgado, evita usar ropa de tallas grandes; muchos hombres piensan en usar ropas anchas pero esto crea el efecto contrario, ya que solo se consigue verse más delgado.

Para hombres musculosos, no optes por prendas de verter ajustadas, ya que no es atractivo un hombre que luce ropa que está a punto de romperse.

Una opción a la que puedes sacar mucho partido es usar pantalones y camisetas chinos.

Los hombres gorditos también pueden verse bien, es importante que siempre aciertes con tu talla, no se debe usar tallas grandes que no necesitas ya que no simula los kilos demás; por el contrario, crean el efecto contrario.

Además de esto opta por colores neutros que permitan verse más delgado como los tonos neutros: azul oscuro, negro y gris, y cambia el cinturón por uno tirantes, que serán el complemento.

Un elemento primordial a la hora de elegir la ropa, es siempre elegir la talla adecuada para tu cuerpo, no tengas miedo de quien eres y como luce tu cuerpo.

Párate frente al espejo, visualiza la forma de cuerpo y si aun no sabes cuál es la talla de ropa de tu cuerpo, intenta probarte algunas prendas de diferentes talla antes de elegir; considera que verte bien no significa seguir la moda.

Encontrar ese equilibrio perfecto que estas buscando, solo es posible si eliges en función de quien eres, lo que necesitas y lo que te queda mejor a ti.

Cita Contigo Mismo

Se trata de una idea innovadora, una cita contigo mismo implica dedicarte tiempo para consentirte, para estar bien con tu compañía y disfrutar de ti mismo.

Implica ser feliz con quien y como eres, las ideas que te inspiraran a tener una cita contigo mismo son prácticas y fáciles de hacer realidad.

Planifica una tarde en tu compañía. Dedícate tiempo para estar contigo, disfruta de tu película preferida en casa, y compra y haz comida saludable que más te guste.

Ir al cine, el teatro, reserva una mesa en tu restaurante preferido o disfrutar de una algo que realmente te guste, te haré reencontrarte con quien eres.

Si te gusta caminar, puedes planificar una caminata a tu lugar preferido y respirar aire profundo.

Comprar ropa, ir a un spa y relajarte es otra alternativa para disfrutar de tu compañía.

Es cierto que muchas personan aborrecen la soledad; sin embargo, aprender disfrutar de la soledad es un ejercicio introspectivo que puede traerte muchos beneficios.

Una persona que es feliz consigo misma, plena y satisfecha es capaz de construir la felicidad a su lado, y de hacer realidad todo lo que desea en la vida.

Hacer ejercicios

Los ejercicios forman parte de una vida saludable, es el camino adecuado para prevenir enfermedades, tener más energías, aumentar las fuerzas, eliminar el estrés, ayudar a reducir el apetito y mantener un peso sano.

Sin importar tu edad, sexo o religión, cualquier persona puede hacer ejercicios y aprovechar los beneficios de una vida activa; no importa sin nunca antes se ha hecho ejercicios.

Puede comenzar a hacerse de manera lenta, una caminata para disfrutar del aire fresco y por poco tiempo, que debe incrementarse en dificultad y tiempo con el trascurso del tiempo; los beneficios que se puede tener son:

- Ayuda a eliminar la ansiedad y el estrés de día a día.
- Promueve el bienestar metal y evita la depresión.
- Aumenta las fuerza, energía y vitalidad.
- Aumenta el metabolismo y la velocidad en la que el cuerpo quema las calorías, es por esto que ayuda a mantener un peso adecuado.
- Mejora la calidad de sueño.
- Aporta beneficios a la salud, ya que reduce los riesgos de padecer enfermedades del corazón, diabetes, osteoporosis, y ayuda a prevenir problemas de presión arterial alta.

Los ejercicios es una actividad que se debe incluir incluso en mujeres embarazadas o personas con discapacidades, un médico especialista será la persona adecuada para recomendar ejercicios que permitan mejorar la salud en general.

La importancia de tener un peso adecuado

El peso logra influenciar tanto en la belleza como en la salud de las personas; en muchos de los casos, las personas que deciden bajar de peso es porque ya sienten en el cuerpo las consecuencias de tener una mala alimentación:

Fatiga

Cansancio

Dolor en la espalda y extremidades como las piernas

Dificultad para hacer las cosas cotidianas

Dificultad respiratoria (apnea del sueño) ya que la obesidad puede causar cambios en la mecánica pulmonar, afectando el desempeño de los músculos que intervienen en la respiración.

No puede dormir; Se ahoga, Incluso han sufrido infartos

Y es cuando se plantea la necesidad de tener un peso saludable, según las características de cada persona, la edad, sexo, complexión.

Tal como se ha planteado antes, pero ¿Cuál es la importancia de tener un peso saludable?

Para responder a esta interrogante se decir que:

La condición física. Tener un peso adecuado contribuye que se tenga una buena condición física, haciendo posible que se realicen las cosas cotidianas como salir a pasear, trabajar, ir al supermercado, disfrutar de una salida con amigos y familia, ir a la playa , cine o una tarea sencilla como subir y bajar las escaleras, sin estar cansado.

Mejora la vida sexual. Tener un peso saludable ayuda a tener una vida sexual activa, a sentirse sexy y con seguridad de mostrar el cuerpo, además favorece el apetito sexual y el desempeño.

Ayuda a crear hábitos de sueño saludables. Ya que se evita una de las consecuencias del sobrepeso y obesidad, la apnea del sueño obstructiva que puede desmejorar la calidad del sueño y también de vida. Aunado a que puede ser mortal teniendo en cuenta que, la apnea obstructiva del sueño suponen frecuentes pero breves interrupciones en la respiración.

Ayuda a prevenir enfermedades. Un peso adecuado, evita enfermedades que pueden afectarnos tales como diabetes tipo 2; problemas cardiovasculares; presión arterial alta, niveles de colesterol altos en la sangre.

Promueve la belleza. Tener un peso adecuado contribuye con la belleza natural, y sentirse a gusto consigo misma.

Tener un peso adecuado, posibilita usar esa ropa que se desea, a vernos y sentirnos bien, mejorar el estado de ánimo y tener una alta autoestima y promover la salud mental.

La mente llega a ser tan poderosa que es capaz de acelerar la pérdida de peso de manera saludable, y se trata de un concepto novedoso pero efectivo.

Conceptos como la Nutrición Inteligente están hoy día revolucionando la imagen corporal y el estado de ánimo de muchas personas.

En este sentido, es importante señalar las aportaciones del Médico Argentino, Norberto Russo quien es experto en nutrición, y que plantea que las emociones, el estado de ánimo y es estrés interfieren en los neurotransmisores cerebrales, haciendo que las dietas de pérdida de peso sean un fracaso y al mismo tiempo que se promueva una ganancia de peso desmedida.

De la misma manera, platea que no está mal medir niveles de colesterol, triglicéridos entre otros antes de bajar de peso; sin embargo, deben de estudiarse todos aquellos elementos (las causas) que llevaron al sobrepeso o la obesidad.

Para Russo, en las historias de los pacientes debe de existir, una cronología que aborde tanto los eventos estresantes como el contenido emocional; pérdidas, económicas, laborales y afectivas que pudieran estar relacionadas con graves trastornos de salud.

Explica que los estado de ánimo como la depresión, y el envejecimiento prematuro del cuerpo está causado por una deficiencia de serotonina y DHEA que es causada por el estrés, como consecuencia se aumenta el consumo de hidratos de carbono, altera la respuesta insulínica y se disparan picos de hambre, que hacen que las personas consumas más calorías de las que necesita.

La solución. Russo plantea como respuesta una dieta de base neurobiológica en el que se plantea a estabilidad de los hidratos de carbono en el cuerpo, regular la flora intestinal, y la saciedad para subir los niveles de serotonina, mejorar el estado de ánimo y adelgazar.

Aunado a que se debe de tener una buena alimentación en base a alimentos que sean saludables considerando las necesidades particulares de cada persona.

Como afecta psicológicamente las dietas milagro

Las dietas milagro están de moda, se vive en una sociedad en la que se quieren conseguir resultados en poco tiempo y el acelerado ritmo de vida hace, que se desean soluciones concretas y rápido.

No obstante, con la pérdida de peso se debe considerar primero la salud. Las dietas milagro si funciona pero ¿Cuál es el costo? Ya que ponerlas en prácticas conlleva a serias repercusiones en salud y también emocionales.

¿Qué son las dietas Milagros? Son dietas que están caracterizadas por prometer la pérdida de peso en muy corto tiempo, generalmente se trata de dietas estricta que no admiten el consumo de proteínas y que pueden ser tan peligrosas que pueden llevar a la muerte.

¿Cuáles son las consecuencias psicológicas?

Cuando se escucha la palabra dieta, se piensa en el cuerpo y las repercusiones en peso, olvidando de esta manera el bienestar psicológico de las personas, aunque no es menos importante, ya que una dieta milagro puede ocasionar:

Promueve la búsqueda de soluciones momentáneas.

Desarrolla el pensamiento de una utopía o creencia irreal de lo que puede ser el cuerpo en poco tiempo.

Falta de criterios emocionales y de la realidad.

Insatisfacción con la imagen corporal que puede llevar a la obsesión, ya que no se logran alcanzar los estereotipos de belleza.

Baja autoestima e insatisfacción, sentimiento de frustración.

Se fomenta una mala relación con las emociones, creándose un desequilibrio con la ingesta de alimentos.

Se promueve una mala relación con la comida.

Antes de comenzar una dieta, y pensar en bajar de pero es necesario reflexionar sobre la importancia de tener un estilo de vida saludable.

Conocer sobre los alimentos saludables que promueven la pérdida de peso y trabajar en la autoestima, estado de ánimo y las emociones.

Reflexionar sobre cuáles son las motivaciones para bajar de peso y siempre acudir a un especialista que sea capaz de adaptar un programa de pérdida de peso que sea personalizado.

Dietas que pueden afectar tu salud.

Como ya se ha mencionado hoy día están de moda las dietas milagrosas, así que en este apartado se ha querido destacar algunas, para que puedas evitarlas.

1. **La dieta del pomelo.** También es conocido como toronja, es una dieta que ha estado de moda ya que se trata de una fruta que promueve la pérdida de peso.

Ya que contienen pocas calorías y al mismo tiempo, ayuda a la salud de los procesos digestivos y el metabolismo.

Sin embargo, en la dieta milagrosa del pomelo se plantea una reducción excesiva, tanto de nutrientes como de calorías, evita el consumo de proteínas y cualquier tipo de carne incluyendo el atún y el salmón.

Y se permite consumir, tan solo pomelo durante tres días a la semana, esta dieta es perjudicial debido a que puede ocasionar; la pérdida de nutrientes esenciales, mareo, fatiga, cansancio, diarreas.

2. **Las dietas veganas**. Han tomado mucha fuerza, y para muchas personas un estilo de vida.

Esta dieta supone la ingesta de frutas y verduras, dejando a un lado las carnes que son un aporte en vitamina b12, vital para el desarrollo neuronal, por lo que es indispensable consumir y complemento.

Esta dieta puede ocasionar; deficiencia de vitaminas, fatiga, pérdida de masa muscular, mala absorción de minerales, dificultades digestivas.

3. **La dieta del huevo.** Aunque el huevo es un alimento saludable, debe de estar acompañado por otros alimentos, como parte de una dieta equilibrada.

No obstante en esta dieta se plantea la ingesta de 6 huevos al día acompañado de frutas y verduras.

Esta dieta puede ocasionar; deficiencia de nutrientes, estreñimiento, efecto rebote, descontroles de colesterol y debilidad.

En muchas de las dietas milagros, se inhibe el consumo de carnes, nutrientes y proteínas con la finalidad de conseguir una pérdida de peso en poco tiempo; ¿Qué sucede en el cuerpo cuando no consume proteínas?

Existen múltiples síntomas que presenta una persona que no consume proteínas tales como:

Falta de Energía y cansancio.

Mal humor.

Huesos débiles y se incrementa las posibilidades de fracturas.

Dolor en las articulaciones.

Es capaz de aumentar el apetito y por ende la ganancia de peso

Afecta la belleza ya que las uñas y el cabello se vuelve quebradizo

Piel hinchada y enrojecida

Y en los peores casos, deficiencia hepáticas e incluso la muerte.

Consejos para bajar de peso

Comenzar a perder peso es tan fácil como se decida, es cambiar de actitud, es ver la vida desde un punto de vista positivo para alcanzar todas las metas propuestas, y seguir estos prácticos consejos que te ayudaran:

Beber 8 vasos de agua al día. El agua es muy importante para mantener el cuerpo hidratado además es capaz de acelerar el metabolismo hasta un 30% mas ayudando a quemar calorías.

Es importante que se considere beber un vaso de agua antes y después de cada comida.

Beber Café. Ya que es una fuente de antioxidantes, y por si fuera poco la cafeína que contiene es capaz de acelerar el metabolismo, ayudando a eliminar grasas indeseadas.

Es vital siempre consumir un café de buena calidad y evitar el azúcar.

Eliminar el azúcar. El azúcar puede ocasionar graves problemas de salud como la diabetes tipo2, sobrepeso y problemas cardiacos.

Por eso si se desea perder peso es importante disminuir o eliminar la cantidad de azúcares que se consuman, dulces, y postres.

Dieta baja en Carbohidratos, una dieta baja en carbohidratos permite bajar de peso entre dos a tres veces más rápido.

Contar calorías, ya que el consumo de calorías que el cuerpo no necesita promueve una acumulación de grasa que incrementa el peso, contra las calorías es una forma efectiva de cómo más de lo que el cuerpo necesita.

Snacks Saludables. Son perfectos a la hora de comer entre comidas, es necesario elegir siempre alimentos saludables como bastones de zanahoria y apio; fruta congelada, yogurt, frutos secos entre otro.

Hacer ejercicios. Ya que ayuda a mejorar la salud física, mental y que el cuerpo queme calorías.

Comer huevos. Especialmente en el desayuno, es beneficioso para perder peso, puesto que tienen un afecto saciante y hace posible consumir menos calorías durante el día. Los huevos deben de consumirse hervidos y evitar las frituras.

Consumir aceite de coco. Aumenta el metabolismo gracias a que cuenta con una grasa diferente, triglicéridos de cadena media, que se metabolizan en el organismo de manera diferente.

También permite controlar el apetito, la manera de utilizarlo correctamente es sustituir otros tipos de grasas para cocinar con el aceite de coco.

Incrementar el consumo de fibra. Que ayuda a regular el sistema digestivo y evita el estreñimiento, puede controlar el apetito, es saciante y ayuda a la pérdida de peso a largo plazo.

Masticar más lento. Con la finalidad de hacer que, el cerebro pueda notar que se está comiendo produciéndose una sensación de saciedad.

Evitar la comida chatarra. Ya que aportan grasas al cuerpo que no benefician la pérdida de peso, además de que pueden crear adicción e influir en los estados de ánimo.

Evitar los refrescos. Ya que contienen una cantidad importante de azúcar, para ser exactos 11g que pueden promover el sobrepeso y la obesidad.

Son simples consejos que permitirán una pérdida de peso que sea saludable y sin arriesgar la salud, no se trata de hacer dieta, es saber elegir alimentos que sean saludables, y seguir estos simples consejos.

Recetas del Nutriólogo Israel Fernández

Cada una de estas recetas ha sido pensada con la finalidad de que consumas alimentos saludables, con poca grasas pero ricos en nutrientes y vitaminas.
Lo más importante es que te harán bajar de peso y al mismo tiempo pueden ser consumirlas por toda la familia, así que ponte creativa prepara cada una de estas recetas saludable y cambia por completo tu alimentación.

Platos principales

Salmon horneado al limón

Ingredientes:

- Lomo de Salmón (1kg)
- Patatas (3)
- Cebolla de verdeo (2)
- Tomate (2)
- Calabacín o Zucchini (1)
- Aceite de Coco
- Agua
- Sal y pimienta al gusto

Preparación:

Dispón de una bandeja para hornear a la que previamente has agregado aceite de coco, corta en rebanadas de 1cm las patatas; es importante que este del mismo grosor para que se puedan cocinar de manera uniforme, pica el tomate, cabella de verdeo y Zucchini.

Colocar todos los ingredientes en la bandeja para hornear hasta que se forme una especia de cama, agregar sal, pimienta y un toque de aceite de coco y agua para cubrir las papas y el Zucchini, meter al horno a una temperatura de 190° por 20 minutos o hasta que las papas y Zucchini ya estén blandas, sacar la bandeja del horno y colocar el lomo de salmón que previamente debe estar sazonado, dejar cocinar por 10 minutos más.

Es necesario vigilar el tiempo de cocción del salmón, ya que si se sobre cocina, es posible que quede seco. Este plato puede servirse directamente en la bandeja para hornear o servirlas en porciones.

Es muy fácil y puede servirse con una guarnición de verduras salteadas o ensalada verde de lechuga y a degustar.

Pechuga de pavo rellena

Es uno de los platos saludables que se puede hacer para un almuerzo o cena, el relleno le aporta jugosidad a la carne.

Ingredientes:

- Pechuga de pavo grande y deshuesado (aprox. 1 kg)
- Sal y pimienta

Para el relleno:

- Aceite de coco
- Cebolla de verdeo picada finamente (1taza)
- Manzanas verdes picadas finamente (3tazas)
- Jamón de pavo picado (1/2 taza)
- Salvia picada (172 cucharadita)
- Perejil picado (1/2 cucharadita)
- Tomillo Seco (1 cucharadita)
- Nueces picadas (1/2 taza)
- Caldo de verduras natural (2 tazas)
- Migas de pan integral (1taza)
- Naranjas y manzanas para acompañar

Preparación:

Para la pechuga, abrirla con un cuchillo afilado en forma de rectángulo, evitando que la pieza se parta para que el relleno no se salga, proteger con un papel film y golpear con el rodillo, sazonar con sal y pimienta y reservar en la nevera.

Para el relleno: En un sartén colocar aceite de coco a fuego medio, una vez que esté caliente colocar la cebolla de verdeo hasta que estas se dores, colocar las manzanas, jamón y las migas de pan, dejar cocinar por unos minutos.

Sazonar con el tomillo, perejil, salvia, sal y pimienta, retirar del fuego y agregar las nueces y mezclar hasta que todos los ingredientes se hayan integrado. Es importante que antes de rellenar la pechuga el relleno este frio.

Sacar la pechuga, colocar el relleno y enrollar la pechuga. Una vez que este lista y amarrada la pechuga, usar una bandeja para horno y colocar el caldo de verduras (que previamente se debe preparar), el horno debe estar a 180º y cocinar durante 30 a 40 minutos, puede servir acompañado de las manzanas y naranjas.

Atún a la plancha

Ingredientes:

- Filetes de Atún (4piezas)
- Ajos (5 dientes)
- Perejil fresco
- Sal
- Aceite de Oliva

Preparación: Lavar previamente el atún y dejarlo secar, prepara el sazonador con ajo y perejil que se deben de picar finamente. Poner sal en el atún y luego sazonar con la preparación, para que los filete se impregnen con estos sabores, es recomendable hacerlo media hora antes de cocinar.

Disponer de una plancha o sartén antiadherente para cocinar el filete, el tiempo de cocción, dependerá del grosor del mismo, y es necesario que no se cocine demás ya no quedaría jugoso.

Es necesario que, al comprar filetes de atún siempre elija uno que este fresco ya que tendrá mejor sabor.

Salmon encebollado con arroz

Ingredientes:

- Filetes de Salmón
- Dientes de ajo (3)
- Cebolla de verdeo (1)
- Miel (1cucharadita)
- Aceite de Oliva
- Arroz
- Sal

Preparación: Pelar los dientes de ajo y las cebollas, lavar bien y cortarlas en julianas, sofreírlas en aceite de oliva hasta que estén clarificada, agregar la miel y la mostaza hasta que se integre todo.

En un plancha caliente, coloca el salmón previamente lavado y sazonado con sal, no tardara mucho en cocinarse, tan solo 4 minutos por cada lado serán suficiente, una vez que estén listos coloca cada uno en los filetes de salmón en un plato, agrega las cebollas caramelizadas y acompaña con arroz blanco.

Hamburguesas de pavo

Una opción saludable, baja en grasa y con muchos nutrientes, que te permitirán tener un gusto al paladar.

Ingredientes:

- Carne molina de pavo (600gramos)
- Huevo (1)

- Pan rallado integral (1/2 taza)
- Jitomate (dos)
- Lechuga
- Pan integral
- Sal y Pimienta al gusto
- Aceite (4 cucharadas)

Preparación: Corta finamente la cebolla y saltéala hasta que esté dorada, coloca en bol y con la carne molida de pavo, huevo, el pan rallado, sal y pimienta hasta que todos los ingredientes se integren.

Se puede usar las manos para hacer las hamburguesas de pavo, calienta una plancha y dispón la carne hasta que este cocida en su totalidad por ambos lados.

Lava y pica el jitomate y la cebolla, corta el pan integral en rebanadas y puedes calentarlo un poco en la plancha, coloca la carne de pavo el jitomate, y la lechuga, completa con otra rebanada de pan.

Puedes acompañar con chips de papatas horneadas y crujientes.

Brochetas de pollo y calabacín

Son una excelente opción, ya que además de ser saludables y con poca cantidad de grasas, puedes consumirlas para una cena o bien para disfrutar de una tarde con tu familia.

Ingredientes:
- Pechuga de pollo (1kg)
- Calabacín o Zucchini (2)
- Cebolla (2)
- Pimentón (3)
- Palta (2)
- Queso de cabra (500gr)
- Palitos para brochetas (cantidad necesaria)

Preparación: Lavar y picar las pechugas de pollo en cuadros, no deben de ser grandes para que la cocción sea rápida, sazonar con sal y pimienta y reservar en el refrigerador. Picar en cuadros el Zucchini, pimentón, palta y queso de cabra.

Una vez que todos los ingredientes estén cortados, dispone de los palos de brochetas y comenzar a armar, pollo, cebolla, Zucchini, pimentón hasta completar la brocheta, llevarlo a la plancha caliente que previamente se debe limpiar con aceite de oliva.

Una vez que este listos, coronar con una rebanada de queso de cabra y palta, estas saludables brochetas de pollo con mucho colorido y sabor, puede acompañarse con una ensalada de jitomate y lechuga.

Pasta integral con pollo y ajonjolí

Esta receta de pollo con ajonjolí es capaz de satisfacer a cualquier paladar y complacer los antojos por las comidas chinas.

Ingredientes:

- Pechugas de pollo sin piel (6)
- Miel (1/2taza)
- Caldo de verduras (2tazas)
- Cebolla de verdeo (1)
- Jengibre (1 cucharadita)
- Semillas de ajonjolí tostadas (2cucharadas)
- Fécula de Maíz (2cucharadas)
- Aceite de coco
- Pasta integral (1kg)

Preparación: Cortar en trozos pequeños el pollo y sazonar con sal, en un sartén caliente colocar una cucharadita de aceite de coco y sofreír el pollo hasta que esté dorado.

En otro sartén sofreír la cebolla y cuando se transparente, mostaza, fécula de maíz, y un poco de caldo de verduras, revolver hasta que no queden grumos, incorporar esta salsa al pollo espolvorea con las Semillas de ajonjolí y cocina 5 minutos a fuego medio.

Prepara la pasta, y acompáñala con esta rica salsa de pollo.

Sopa de verduras

Las sopas de verduras, son una comida completa que se pueden consumir cuando quiera ya que son nutritivas, no tienen grasas y son saciante.

Ingredientes:

- Zucchini (1)
- Calabaza (200gr)
- Zanahoria (1)
- Patata (2)
- Espinacas (1taza)
- Cebolla de verdeo (2)
- Apio (1/2taza)
- Sal al gusto
- Aceite de Oliva
- Salmón (Opcional)
- Agua cantidad necesaria

Preparación: Sofreír en una olla caliente y con aceite de oliva la cebolla de verdeo y el apio, agregar el Zucchini, zanahoria, patatas y calabaza y sofreír por unos 10 minutos, agregar el agua hasta que cubra las verduras y dejar cocinar por unos 30 minutos o hasta que las verduras estén blandas, agregar sal al gusto. Como opción podría agregar salmón 10 minutos antes de apagar la sopa.

Servir caliente.

Pollo en salsa verde con patatas hervidas

Es una receta saludable, para satisfacer el paladar de quienes quieren un picor suave en las comidas.

Ingredientes:

- Pechugas de Pollo (4)
- Jitomate verde (8)
- Ajo (1)
- Cilantro (1/2manojo)
- Sal
- Aceite de oliva
- Chile serrano (1)

Preparación: Lavar y sazonar con sal as pechugas de pollo, en un sartén caliente agregar una cucharada de aceite de oliva y sellar la carne hasta que esté dorada.

Mientras el pollo se está sellando, poner a cocinar en agua hirviendo el chile serrano con el jitomate, solo por 5 minutos, sacar de agua y licuar con los otros ingredientes hasta formar una salsa, incorporarla al pollo, agregar la sal y cocinar hasta que la salsa espese.

Acompañar con patatas hervidas.

Crema de brócoli y Zucchini

Ingredientes:

- Zucchini (2 medianos)
- Brócoli (400gr)
- Cebolla de verdeo (1)
- Puerro (1)
- Ajo (1)
- Crema de leche baja en grasa (100ml)
- Agua

- Sal
- Aceite de Oliva

Preparación: Lavar y cortar el brócoli y Zucchini, poner en una olla y cubrir con agua, se deben cocinar por unos 5 minutos, cortar la cebolla de verdeo, puerro y ajo hasta que se hayan trasparentado, agregarlos a la olla con hasta que las verduras estén blandas.

Una vez que este lista, sacarlas del fuego y licuar, es importante que se agregue poco agua para que la crema quede espesa y consistente, al terminar agregar la sal y la crema de leche baja en grasa, servir caliente.

Punto de Humo. Ten en cuenta que al usar aceites al preparar las comidas y calentarse, el aceite es capaz de perder todas sus propiedades.

Por esto es importante evitar usarlos, una recomendación es tener sartenes antiadherentes que no necesiten grasas para preparar los alimentos.

Postres

Para bajar de peso de manera saludable no es necesario que dejes de comer esos postres deliciosos que día a día pueden sacarte de la rutina, consentirte sea una parte fundamental para sentirte bien contigo mismo, conoce estos postres y descubre como los postres se pueden incorporar a tu dieta diaria.

Galletas con frutos secos

Se trata de una receta saludable, sin harina por lo que es ideal para personas celiacas o que simplemente no quieran consumir gluten, además aporta mucha energía con un toque saludable.

Ingredientes:

- Frutos secos (almendras, avellanas, nueces) (2tazas)
- Pasas (1/2taza)
- Huevos   (2)

- Miel (40ml)

- Harina de garbanzo, papa o arroz (20gr)

- Ralladura de limón

- Sal (una pizca)

Preparación: En un bol, colocar los dos huevos, la miel, pizca de sal y batir hasta integrarlo todo, colocar los frutos secos, puedes optar por agregar algunas semillas, agregar la harina y la ralladura de limón.

La mezcla debe quedar con una textura pegajosa y al mismo tiempo húmeda, dispón de una bandeja para horno y una lamina de silicón apta para altas temperaturas, con los dedos húmedos y una chuchara, comienza a hacer las galletas y colocarlas en la bandeja.

Poner en el horno por 20 minutos a una temperatura de 1600.

Galletas de cacao

- Harina de Almendra (250gramos)

- Stevia (200gr)

- Cacao en polvo (115gr)

- Margarina ligera (100gr)

- Huevos (2)

- Polvo para hornear (1cucharadita)

- Esencia de vaina

- Bicarbonato (1/2 cucharadita)

- Sal (una pizca)

Preparación: Colocar en un bol todos los ingredientes secos, mezclarlos bien hasta que se integren, agregar los huevos y batir hasta que se tenga una textura de miga, agregar la mantequilla y batir hasta que la mezcla adquiera una textura pegajosa.

En este punto, puedes agregar chocolate en trozos, algunas avellanas, pasas o cualquier semilla que prefieras para darle un toque más crocante. Con la ayuda de una cuchara, dispón de las galletas en una bandeja con papel para hornear, estarán listas en 12 minutos a una temperatura de 175º.

Galletas de avena

Estas galletas son tan dulces y fáciles de hacer, que siempre queras más, invita a tus hijos y será muy divertido.

Ingredientes:

- Copos de avena (100gr)
- Huevo (1)
- Harina de avena (50gr)
- Stevia (50gr)
- Mantequilla (50gr)
- Levadura (1/2cucharada)
- Canea en polvo (1/2cucharada)
- Sal

Preparación: Corta en pequeños trozo la mantequilla, y clarificarla con el microondas tan solo necesitaras unos pocos segundos, agrega los copos de avena hasta que se empape bien con la mantequilla.

Ocupa otro bol, agrega el huevo, Stevia y canela, además la harina y levadura que previamente se debe cernir con un colado para evitar grumos en la preparación.

Mezcla bien los ingredientes, y añade la mezcla de avena y mantequilla hasta que se incorporen bien. E importante que una vez que esta mezcla este se refrigere por unos 15 minutos en el refrigerador. Luego estará lista para hacer las galletas, es bueno utilizar una lamina de silicona para no agregarle aceite o grasas.

Se deben cocinar por 10 minutos, a 180º, dejarlas enfriar.

Tortitas de avena

Ideales para compartir con la familia, una merienda que incluso puedes llevar a la universidad o el trabajo, para que sigas comiendo saludable.

Ingredientes:

- Harina de avena (1/2 taza)
- Leche descremada (1/2taza)
- Stevia (2cucharadas)
- Levadura (1cucharadita)
- Canela (1cucharadita)
- Esencia de vainilla

Preparación: colocar en un bol, todos los ingrediente líquidos. En otro bol seco cernir la harina, canela y levadura e incorporarlo a la mezcla de ingredientes líquidos, hasta que se integre en su totalidad.

La mezcla quedará un poco liquida, y debe quedar sin grumos. En este punto, pongan a calentar el sartén (preferiblemente antiadherente para que no tenga la necesidad de agregar grasas de más.

Cuando esté caliente agregar con un cucharon la cantidad de mezcla para formar una tortica, voltear cuando aparezca pequeños grumos, repetir esta operación hasta que haya terminado con la mezcla, sirva caliente con frutas frescas.

Panquecas de banana y avena

Es una receta completa, porque puede ser un postre saludable y al mismo tiempo, puede convertirse en un rico desayuno para disfrutar donde quiera.

Ingredientes:

- Copos de avena (1 taza)
- Plátano (1)
- Leche descremada (50ml)
- Huevo (1)

- Canela (1cucharadita)
- Miel (al gusto)

Preparación: Para hacer esta preparación debe de mezclar todos los ingredientes con la batidora, previamente el plátano puede triturarlo con la ayuda de un tenedor, una vez que la mezcle este homogénea, calentar el sartén y comenzar a hacer las Panquecas con la ayuda de un cucharon, hasta que termine de hacer todas las Panquecas.

Puede servir caliente con un toque de miel, que junto a la canela harán que tenga un sabor insuperable.

Helados de frutas

Para los amantes de los helados, aquí tendrás una opción para refrescar tu paladar y seguir comiendo saludable:

Ingredientes:

- Frutas frescas (fresas, arándanos, piña)
- Zumo de naranja natural
- Stevia (Opcional)

Preparación: Hacer un helado de frutas frescas es más sencillo de lo que te puedes imaginar, lo que necesitaras es elegir la fruta de tu preferencia, lavar, cortar y congelar. Una vez que ya este duras, ocupar una licuadora colocar la fruta y comenzar a licuar, añadiendo poco a poco zumo de naranja, hasta que se licue completamente la mezcla, servir en vasos descartable con un trozo de la misma fruta.

Mouse de Chocolate

Disfrutar de todos los beneficios del cacao en una receta que es saludable es posible, lo mejor de todo es que es baja en calorías y grasas y cuenta con ingredientes que te sorprenderá.

Ingredientes:

- Cacao en polvo (1/4 taza)

- Leche de almendras (1/2taza)

- Palta (1)

- Dátiles (6)

- Esencia de Vainilla

Preparación: Colocar todos los ingredientes en la licuadora, es importante que siempre coloques primero la leche descremadas, los dátiles servirá para endulzar el mouse, te darás cuenta de que esta listo una vez que la mezcla quede homogénea y con la misma consistencia del mouse.

Puede servir en vasos de vidrio adornado con chips de chocolate y una fresa, las hojas de menta son otra opción para adornar este postre.

Helado de yogurt

Disfruta de este helado saludable, refrescante y con todos los beneficios del yogurt, le encantará a toda la familia.

Ingredientes:

- Yogurt desnatado (1taza)

- Stevia (1/2 taza)

- Jugo de limón (20ml)

- Ralladura de un limón

- Jarabe de agave (1cucharada)

Preparación: la preparación es muy sencilla, coloca todos los ingredientes en una licuadora que sea muy potente hasta tener una mezcla homogénea, una vez lista colóquela en el refrigerador por 3 horas aproximadamente, y revolver cada hora. SI es necesario puede hacerlo con un día de anticipación para que el helado este más firme.

Lo mejor de esta receta es que es muy versátil, puesto que el limón puede ser sustituido por la fruta que prefieras, mango, piña, fresas, arándanos, las posibilidades son infinitas para hacer disfrutar de tu paladar.

Ensalada de frutas

Se trata de una receta muy sencilla y dulce, para acompañar las comidas.

Ingredientes:

- Frutas frescas
- Yogurt desnatado (opcional)

Preparación: Elija sus frutas preferidas, si está pensando en la pérdida de peso elija aquella que le proporcionen saciedad y fibra como la manzana, fresa, naranja, toronja, melón, peras, kiwi.

Corteas en pequeños trozos, y mézclelas muy bien, servir en un plato y disfrutar, esta ensalada puede acompañarla con yogurt desnatado.

Pastel de manzana

Dulce receta sin grasas ni calorías, te sorprenderá que sea muy fácil hacerla.

Ingredientes:

- Harina integral de trigo (4cucharadas)
- Copos de Avena (4cucharadas)
- Levadora en polvo (1cucharada)
- Manzanas (2)
- Yemas de huevo (5)
- Granola
- Stevia

Preparación: Pique las manzanas en rebanadas delgadas, poner en un bol con agua y limón para detener la oxidación de la fruta por unos quince minutos. Luego colocar en una olla y cubrir con agua, se debe cocinar a fuego lento.

Mezclar todos los ingredientes secos en un bol y reservar, en otro bol colocar las 5 yemas y batir hasta que queden cremosas y comenzar a incorporarle los ingredientes secos poco a poco y de manera envolvente.

Disponga de un molde al que previamente deberá untar de algún elemento de grasa para que no se pegue como aceite de oliva o mantequilla y un poco de harina, hacer una cama crujiente con Granola y avena, también puede incorporar cereal de musley que le aportará un toque extra crujiente a esta preparación.

Colocar la mezcla y levar al horno por 20 minutos a 180°, dejar reposar y enfriar, servir acompañado de un té.

Jugo digestivo

Jugo de Pepino y zanahoria Digestivo

Ingredientes:

- Pepino (1/4)
- Zanahoria (1)
- Manzana (1/2)
- Puño de perejil
- Psyllium Plantago (1cucharada) puede comprarla en tiendas naturistas o farmacias.
- Agua (al gusto)

Preparación: Lavar bien el perejil y reservar, en la licuadora colocar todos los ingredientes y licuar, una vez incorporado agregar el perejil y compruebe el sabor, añádale la sal, es importante que al tomar este jugo no lo cuele, y consumir toda la fibra que le aportará este delicioso jugo, si lo prefiere tómelo frio.

Jugo de Pera y limón

Ingredientes:

- Jugo de medio limón
- Pera (1/2)
- Apio (1rama)

- Puño de perejil
- Agua (al gusto)

Preparación: Colocar todos los ingredientes en la licuadora, y poner agua poco a poco para que no quede espeso o con mucha agua, una vez que esté listo agregar el jugo del limón, servir con una rama de apio para adornar, y tomar sin colar.

Jugo de Papaya y Naranja
Ingredientes:

- Naranja con todo y gajos (1)
- Papaya (1taza)
- Semilla de papaya (10)
- Apio (1rama)
- Agua (al gusto)

Preparación: Pelar la naranja, y meter todos los ingredientes en la licuadora hasta obtener una mezcla homogénea, es importante que el agua se coloque poco a poco para tener la consistencia deseada, servir y disfrutar.

Jugo Té verde y Piña
Ingredientes:

- Piña (1rodaja)
- Manzana (1/2)
- Té verde (1taza)

Preparación: Previamente preparar el té verde y dejar enfriar, si desea consumir el jugo frio deje enfriar el jugo en el refrigerador, póngalo en la licuadora junto a los otros ingredientes y sírvalo sin añadir azúcar.

Jugo de Nopal y piña
Ingredientes:

- Rodajas de Piña (1)

- Manzana (1/2)

- Nopal (1)

- Apio (una rama)

- Fibra (2cucharadas) se puede comprar en las tiendas naturistas, a mejor opción es comprar salvado de trigo que es sano y muy económico.

Preparación: Limpiar el nopal como lo hace habitualmente, picarlo en trozos pequeños para facilitar el licuado, agregar los demás ingredientes y licuar hasta que quede una mezcla homogénea.

Jugo de Sábila y Nopal

Ingredientes:

- Panca de sábila (1)

- Nopal (1)

- Piña (1rodaja)

- Perejil (un puño)

- Papaya (1taza)

- Semillas de papaya (10)

- Jugo de medio limón

Preparación: Lavar el nopal y cortarlo, la sábila debe limpiarla bien para que no amargue la preparación, colocarlo en la licuadora servir y puede agregar el zumo de un limón opcional para mejorar el sabor. No cuele la preparación.

Jugo de linaza y Toronja

Ingredientes:

- Linaza (2cucharadas)

- Toronja en gajos (1/2)

- Manzana (1)

- Perejil (1puño)

Preparación: Licuar todos los ingredientes hasta que este homogéneo, integrar la linaza y licuar una vez más.

Jugo de Pepino y linaza

Ingredientes:

- Pepino con cascara (1/2)
- Linaza (2cucharadas)
- Apio (1rama)
- Naranja en gajos (1)

Preparación: Licuar todos los ingredientes, una vez que se haya mezclado bien agregar la linaza.

Jugo de Nopal y Pina

Ingredientes:

- Nopal (1)
- Piña (1rodaja)
- Perejil (un puño)

Preparación: licuar todos los ingredientes, puede acompañar con una rodaja de piña.

Es importante decir que cada uno de estos jugos deben de consumirse en ayunas y sin colar para aprovechar todo los nutrientes y fibra, además evitar agregar azúcar o edulcorante artificiales. Por otra parte si desea mejorar el sabor, será suficiente agregar el zumo natural de medio limón.

Ensaladas

Estas ricas ensaladas pueden servir como un aperitivo a media tarde, una cena o como guarnición de un plato principal, son nutritivas con un sabor insuperable, y fáciles de preparar.

Ensalada de garbanzos

Ingredientes:

- Garbanzos cocidos (400gr)
- Jitomates (200gr)
- Cebolla de verdeo (1/2)
- Atún (80gr)
- Pimientos rojos y verdes (2 medianos)
- Aceitunas (opcional)

Vinagreta.

- Aceite de oliva (150ml)
- Vinagre de vino (50ml)
- Huevo cocido (1)
- Sal y pimienta

Preparación: para la preparación de la ensalada, cortar los pimientos y la cebolla de verdeo en trozos muy pequeños, colocarlos en un bol junto al garbanzo resolver y reservar.

Para la vinagreta, colocar en un bol el vinagre de vino, el aceite de oliva y la sal, agitar y picar el huevo cocido en trozos pequeños, incorporarlo a la mezcla.

Agregarlo a la ensalada y comprobar la sal y pimienta.

Ensalada de Garbanzo al limón

Se trata de otra versión muy saludable y fresca para los días de verano.

Ingredientes:

- Garbanzos cocidos (400gr)
- Apio en ramas (2 o 3 ramas)
- Eneldo picado (2cucharadas)
- Cebolla morada (1)

Vinagreta

- Miel (1cucharada)
- Ajo (1)
- Aceite de Oliva extra (2cucharadas)
- Jugo de un limón
- Sal y pimienta

Preparación: Para preparara la ensalada mezcle todos los ingredientes en un bol y reserve, el apio, eneldo y cebolla deben de estar cortados finamente, haga la vinagreta en otro bol y mezcle bien todos los ingredientes, hasta integrarlos todos e incorporar a la ensalada.

Ensalada de palta, mango y fresa

Ingredientes:
- Palta (1)
- Mango (1)
- Fresas (1taza)
- Hinojo
- Lechuga (7hojas)

Vinagreta.
- Miel (2cucharadas)
- Ajo (1)
- Vinagre de arroz (50ml)
- Jengibre (1 cucharadita)
- Aceite de Oliva (1cucharada)

Preparación: Cortar la palta en finas rebanadas y disponer en un plato, cortar la fresas mango, hinojo y lechuga y mezclarlas en un bol, servir junto a la palta.

Para la vinagreta, agregar todos los ingredientes a la licuadora hasta obtener una mezcla espesa, agregar a la ensalada.

El sabor dulce y salado de esta vinagreta resaltará todos los sabores.

Ensalada de lentejas

Ingredientes:

- Lentejas cocidas (400gr)
- Cebolla morada (1/4taza)
- Pimiento rojo y Pimiento verde (1/2taza)
- Zanahoria (1/4 taza)
- Pepino (1/4taza)
- Jitomates (2)
- Perejil (un puño)

Vinagreta

- Zumo de ½ limón
- Aceite de Oliva (2cucharadas)
- Sal y Pimienta al gusto

Preparación: Preparar la vinagreta, añadiendo todos los ingredientes en un bol hasta que se incorporen bien y reservar.

Para la ensalada, picar el tomate, pepino, zanahoria y pimientos en trozos pequeños, mezclar y añadir las lentejas. Sazonar con la vinagreta y servir.

Ensalada de atún

Ingredientes:

- Atún (80gr)
- Lechuga (4hojas)
- Jitomates (2)
- Maíz cocido (50gr)

Vinagreta

- Aceite de oliva (3cucharadas)
- Vinagre de vino (1 cucharada)
- Sal y pimienta

Preparación: En un bol mezclar los ingredientes de la vinagreta y reservar. Para la ensalada picar en trozos pequeños el jitomate y la lechuga, luego mezclar todos los ingredientes y sazonar con la vinagreta.